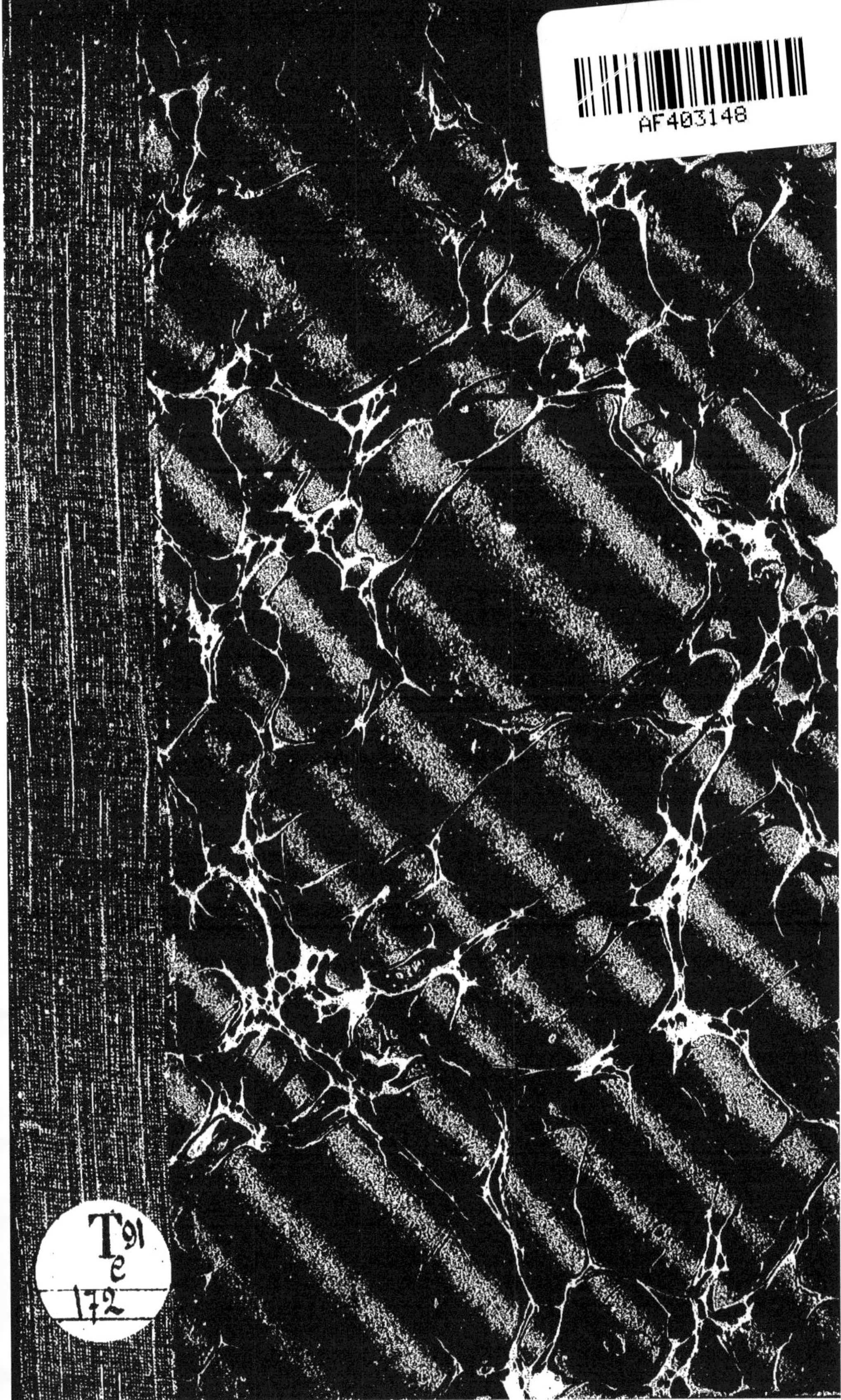

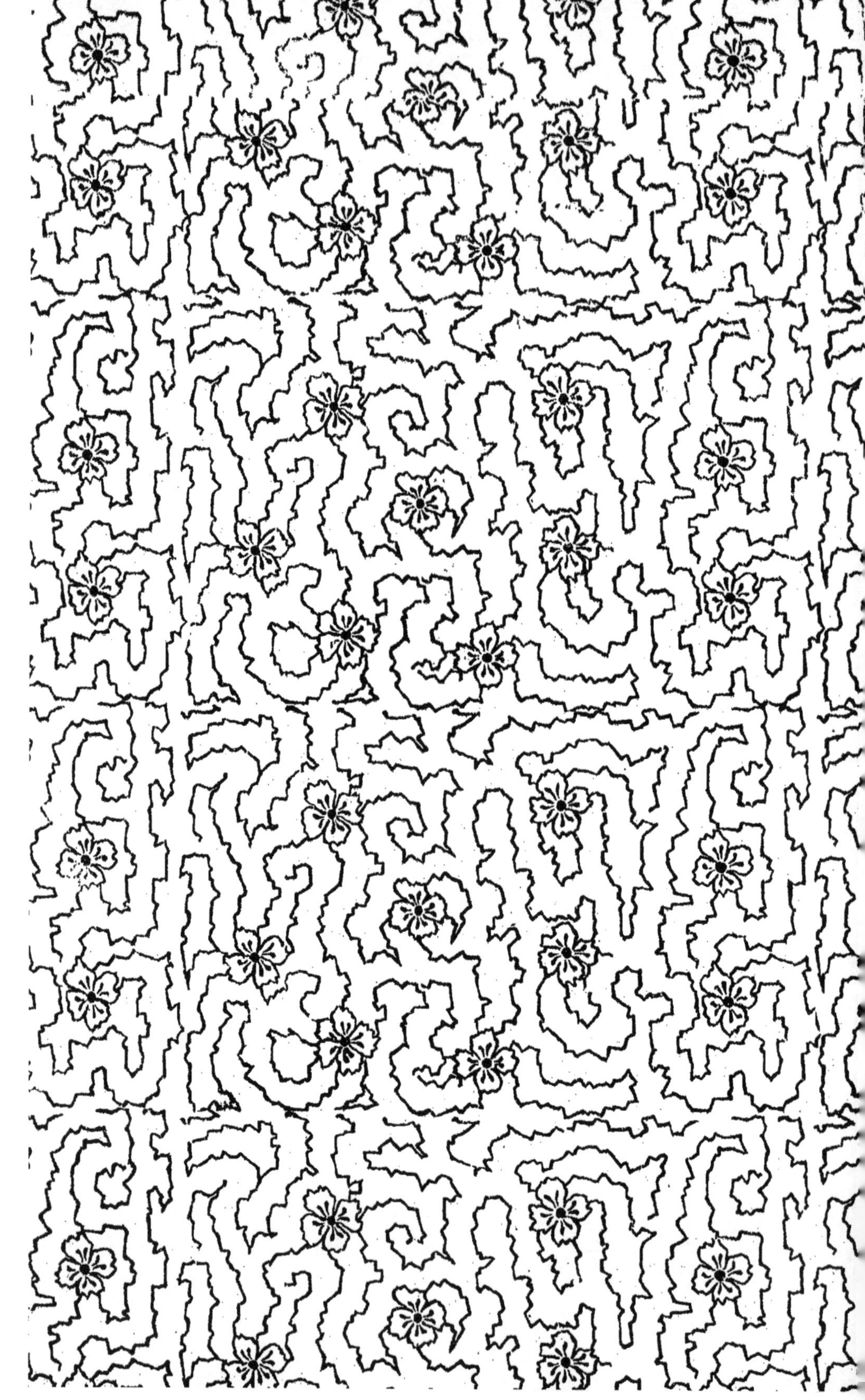

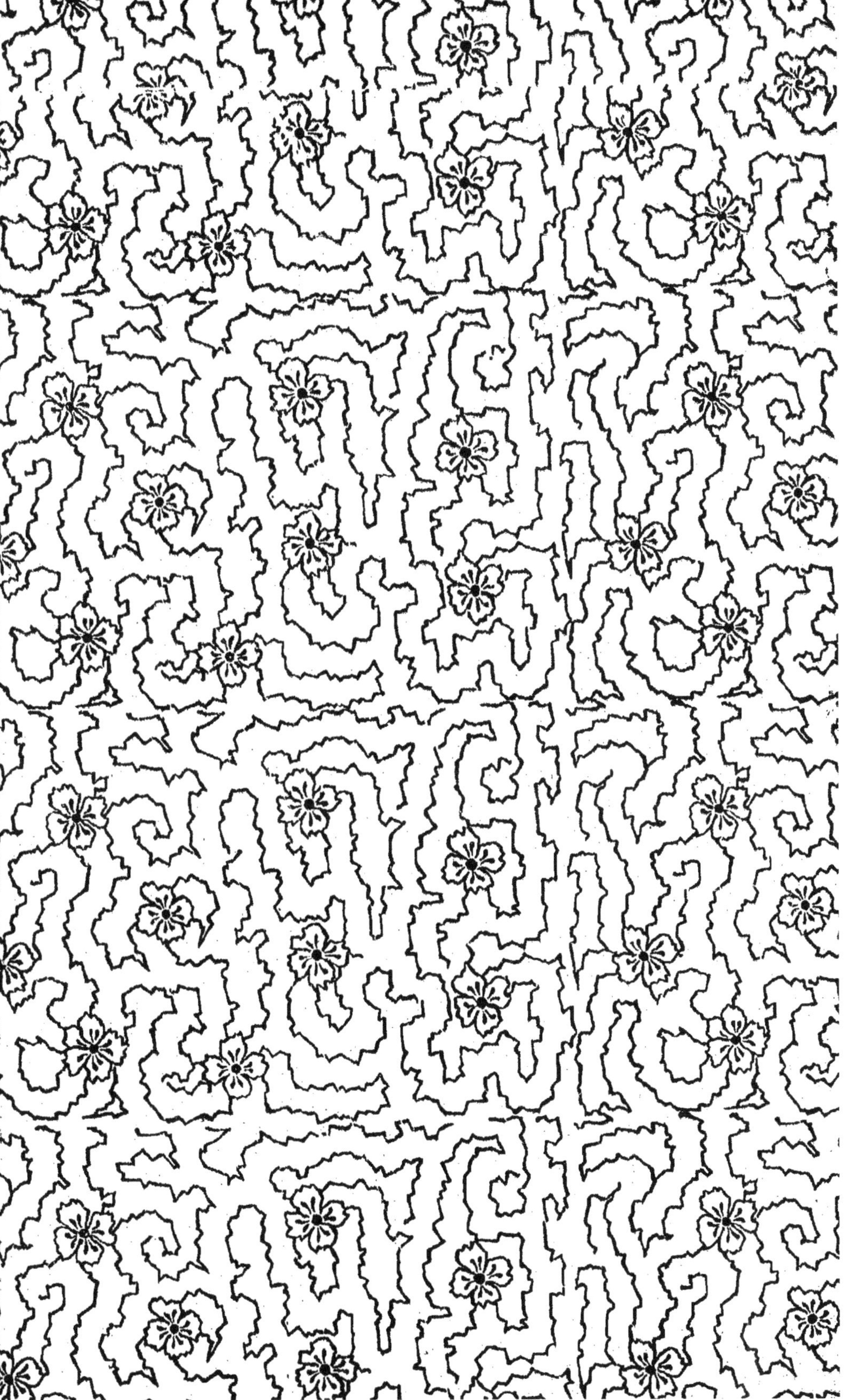

DE LA
CURE RADICALE DES HERNIES OMBILICALES

PAR LE PROCÉDÉ DE M. QUÉNU

(Étude anatomique des muscles droits de l'abdomen et de leurs intersections aponévrotiques)

PAR

François ROGER

Docteur en médecine de la Faculté de Paris
Ancien externe des hôpitaux de Tours
Ex-Interne de l'Hôtel-Dieu de Blois
Lauréat 1er prix, École de médecine de Poitiers, concours 1888
Médecin inspecteur des Enfants du premier âge à Ardentes
Médaille de bronze, Ministère de l'Intérieur, 1891

PARIS

G. STEINHEIL, ÉDITEUR

2, RUE CASIMIR-DELAVIGNE, 2

—

1895

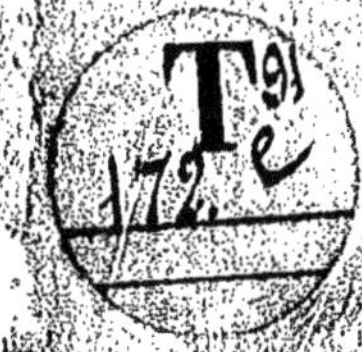

DE LA

CURE RADICALE DES HERNIES OMBILICALES

PAR LE PROCÉDÉ DE M. QUÉNU

DE LA

CURE RADICALE DES HERNIES OMBILICALES

PAR LE PROCÉDÉ DE M. QUÉNU

(Étude anatomique des muscles droits de l'abdomen
et de leurs intersections aponévrotiques)

PAR

François ROGER

Docteur en médecine de la Faculté de Paris
Ancien externe des hôpitaux de Tours
Ex-interne de l'Hôtel-Dieu de Blois
Lauréat 1er prix, École de médecine de Poitiers, concours 1888
Médecin inspecteur des Enfants du premier âge à Ardentes
Médaille de bronze, Ministère de l'Intérieur, 1894

———————

PARIS

G. STEINHEIL, ÉDITEUR

2, RUE CASIMIR-DELAVIGNE, 2

—

1895

DE LA

CURE RADICALE DES HERNIES OMBILICALES

PAR LE PROCÉDÉ DE M. QUÉNU

INTRODUCTION

Au cours de nos études médicales à la Faculté de Paris, il nous a été donné de voir M. Quénu, professeur agrégé, chirurgien de l'hôpital Cochin, opérer deux hernies ombilicales chez l'adulte. Nous avons été frappé, à chaque démonstration qui suivait l'opération, de la simplicité du procédé nouveau employé par notre maître. Nous avons sollicité l'honneur de présenter ce procédé à la Faculté ; M. Quénu nous a alors engagé à entreprendre des recherches sur la topographie des intersections tendineuses des muscles droits de l'abdomen, et il a mis à notre disposition toute une série de cadavres à l'amphithéâtre des hôpitaux.

Nous avons donc pour ce maître une double reconnaissance : nous lui devons à la fois le sujet d'une thèse originale et tous les éléments pour donner à un pareil sujet un développement convenable et une solidité basée sur des recherches anatomiques. Nous tenons donc à remercier M. le professeur agrégé Quénu de la bienveillance qu'il nous a toujours témoignée au cours de nos études. Nous avons toujours suivi avec le plus vif intérêt ses cliniques et ses opérations à l'hôpital Cochin, et nous y avons appris la chirurgie aseptique par excellence en même temps que nous y avons approfondi, avec la sûre méthode de notre maître, l'examen des malades. Nous tâcherons dans l'avenir de ne pas oublier les savantes leçons et les excellentes règles aseptiques du Dr Quénu ; les malades qui nous seront confiés en profiteront à leur tour.

Nous devons également remercier M. le professeur Tillaux, chirurgien de l'hôpital de la Charité, de l'honneur qu'il nous fait en acceptant la présidence de notre thèse : c'est un nouveau titre à notre reconnaissance pour le savant maître dont les cliniques nous ont été si profitables.

Nous diviserons notre travail en deux parties :

La première comprendra l'étude anatomique et physiologique des muscles droits de l'abdomen et de leurs intersections aponévrotiques.

La deuxième sera consacrée au traitement radical de la hernie ombilicale par divers procédés, en particulier par celui de notre maître, M. Quénu, qui, nous le verrons, a, sur tous les autres, une supériorité incontestable.

PREMIÈRE PARTIE

Muscle droit de l'abdomen.

Le muscle droit de l'abdomen, encore appelé sterno-pubien ou rectus abdominis, est un muscle allongé, aplati, plus épais que les muscles obliques de la même région, allant du pubis à la partie inférieure du thorax.

Situés de chaque côté de la ligne médiane, les muscles droits ont la forme de deux grosses bandes musculaires, et figurent assez exactement deux triangles dont le sommet tronqué répond à la symphyse pubienne et la base à la cage thoracique ; si leur largeur diminue de haut en bas, leur épaisseur augmente dans le même sens.

Les muscles droits sont séparés l'un de l'autre par la ligne blanche, dont l'épaisseur, très grande au-dessus de l'ombilic, diminue au-dessous. Chacun d'eux est contenu dans une gaine fibreuse formée par les tendons des muscles obliques ét transverse de l'abdomen; il est entrecoupé par des intersections fibreuses, appelées *énervations des muscles droits*, dont la disposition doit tout spécialement appeler notre attention. Le muscle droit et ses énervations sont en outre soumis à des variations très grandes dans la série animale et à des variations individuelles souvent complexes.

Nous diviserons donc ce long chapitre sur l'anatomie des muscles droits de la façon suivante :

1° Insertions du muscle droit ;
2° Gaine dudit muscle ;
3° Intersections tendineuses ou énervations ;
4° Anatomie anormale et comparée ;
5° Physiologie.

I. — Insertions.

1° Insertion inférieure ou pubienne

L'insertion inférieure ou pubienne donne lieu, suivant les auteurs, à des interprétations différentes.

A. — *Opinions des auteurs classiques.*

D'après Riolan (1), le muscle droit « crasso et nervoso tendine in spina ossis pubis terminatur ».

Duverney (2) s'exprime ainsi : « A la partie inférieure, on remarque trois ou quatre plans de fibres tendineuses qui répondent à des plans de fibres charnues ; ces petits tendons viennent de la ligne blanche à côté du pyramidal. Les deux muscles bien préparés et renversés ont la figure d'une barbe de plume séparée de sa tige ; le muscle droit vient s'insérer par *un tendon* plat et étroit à

(1) RIOLAN. *Anthropographia et osteologia*, 1626, p. 500, cap. XXXIII, Musculi abdominis.

(2) DUVERNEY. *Essai d'anatomie en tableaux imprimés*, 2ᵉ planche. Paris, chez le sieur Gauthier, 1745.

la partie supérieure de l'os pubis. » (Voir la deuxième table.)

Lieutaud, dans son *Anatomie historique* donne peu de détails sur l'insertion pubienne du muscle droit ; mais, dans l'édition de cet ouvrage annotée par Portal (1), nous trouvons une description parfaite de cette insertion ; dans son *Cours d'anatomie médicale*, publié 25 ans après, Portal (2) donnera moins de détails. Voici comment il s'exprime dans sa note à M. Lieutaud : « Inférieurement, ce muscle s'attache aux os pubis, mais bien différemment qu'on ne croit ordinairement. Il a deux attaches : l'une, musculeuse, qui adhère au bord supérieur du corps du pubis, l'autre attache est tendineuse ; elle est ordinairement placée derrière le muscle pyramidal, et elle est implantée sur la symphyse du pubis et un peu en dedans. Quelquefois l'insertion inférieure du muscle droit est toute tendineuse, et alors ce tendon est beaucoup plus épais en dehors qu'en dedans ».

D'après Bichat (3), l'insertion du muscle droit se fait à l'os iliaque, près de la symphyse pubienne, « par un tendon aplati, un peu plus long en dehors qu'en dedans ».

(1) LIEUTAUD. *Anatomie historique et pratique*, nouv. édition ann. par M. Portal, t. I, sect. II, De la Myologie, art. IV, Les muscles du bas-ventre, p. 255. Paris, chez Humblot, libr. 1777.

(2) ANT. PORTAL. *Cours d'anatomie médicale ou éléments de l'anatomie de l'homme*, t. II, Myologie, 1re partie, 2o classe, 3e section, p. 152 à 157. Paris, Baudouin, imp., 1803, an XII.

(3) X. BICHAT. *Traité d'anatomie descriptive*, t. II, 1re partie, Muscles de l'abdomen, § I, p. 146. Paris, chez Gabon et Cie, libr., Brosson, imp. lib., 1802, an X.

Meckel (1) décrit également un seul tendon inférieur :
« Inférieurement le muscle droit se termine par un tendon
large et court, qui s'attache, derrière le muscle pyramidal, à la face supérieure de la branche horizontale du
pubis. Quelquefois ce tendon est partagé en deux piliers,
l'un externe, plus étroit, l'autre interne, plus large ; mais,
ordinairement, la scission est à peine sensible. Les tendons des deux muscles droits se confondent entièrement
l'un avec l'autre, à leur partie inférieure, s'entrecroisent
même dans une portion de leur largeur, et descendent
depuis la symphyse pubienne jusqu'au ligament suspenseur de la verge. »

H. Cloquet (2), à l'exemple de Portal, décrit « deux tendons qui s'attachent à la symphyse du pubis et rarement à
l'os lui-même : l'un, interne, inférieur, plus grêle, s'entrecroise sur la ligne médiane avec celui du côté opposé ;
l'autre, externe, plus large, plus fort, vient de la partie
externe du bord supérieur de la symphyse ; tous deux
montent en convergeant et se réunissent bientôt pour
donner naissance aux fibres charnues. »

Theile (3) donne une description qui se rapproche
beaucoup de celles de Cloquet et de Portal : « Le muscle
droit du bas-ventre naît au pubis par deux languettes

(1) J. F. MECKEL. *Manuel d'anatomie générale, descriptive et
pathologique*, trad. par Jourdan et Breschet, t. II, liv. III, sect. I,
ch. II, art. I, p. 117. Paris, J.-B. Baillière, libr., 1825.

(2) HIPPOL. CLOQUET. *Traité d'anatomie descriptive*, 2e édition,
t. 1, Myologie, ch. II, § VI, p. 475-477. Paris, Crochard, lib., 1822.

(3) F.-G. THEILE. *Traité de myologie et d'angéiologie, Encyclopédie
anatomique*, trad. par Jourdan, t. III, liv. 1, sect. II, ch. XV, art. III,
p. 182. Paris, J.-B. Baillière, 1843.

tendineuses. La languette interne, plus petite, tire son origine de la face antérieure de la symphyse, dans l'étendue de quelques lignes, et se réunit ou se croise en partie avec celle du côté opposé. L'externe, plus large, vient de la tubérosité du pubis, à l'exception de l'extrémité de son sommet ».

Avant de donner le résultat de nos observations personnelles sur l'insertion pubienne du muscle droit, il nous paraît indispensable de montrer que les divergences des anciens existent encore parmi les auteurs contemporains. Prenons seulement les principaux ouvrages classiques : nous y verrons des opinions différentes.

D'après Sappey (1), « le muscle droit de l'abdomen s'insère en bas sur le corps du pubis, par un tendon nacré, aplati d'avant en arrière, d'une largeur de 2 à 3 centim., et d'une longueur à peu près égale, mais variable suivant les individus. Ce tendon occupe tout l'intervalle qui s'étend de l'épine à la symphyse pubienne. Très souvent il se prolonge du bord supérieur des pubis sur sa face antérieure. Quelquefois il se divise en deux languettes, dont l'externe est plus large et plus mince que l'interne.

Henle (2) décrit au muscle droit deux tendons inférieurs : l'un, large, externe; l'autre, étroit, interne. L'externe s'insère sur le tubercule du pubis jusqu'à la symphyse par une ligne rugueuse; l'interne passe en

(1) C. SAPPEY. *Traité d'anatomie descriptive*, t. II, ch. II, art. III, 11, § I, IV, p. 224, 4ᵉ édit., Paris, A. Delahaye et F. Lecrosnier, 1888.
(2) J. HENLE. *Handbuch der systematischen Anatomie der Menschen*, Braunschweig, 1871.

avant de la symphyse et s'entrecroise suivant un angle très aigu avec celui du côté opposé.

Cruveilhier (1) est très riche en détails; « l'insertion pubienne se fait par un tendon aplati, divisé en deux portions bien distinctes, dont l'externe est la plus considérable. Ce tendon se continue par son bord externe avec la lame aponévrotique appelée fascia transversalis; il est séparé du tendon du côté opposé par une espèce de cloison fibreuse très étroite et très épaisse, qui constitue la partie inférieure de la ligne blanche ».

Beaunis et Bouchard (2) admettent également la présence de deux tendons ; « le muscle grand droit antérieur de l'abdomen s'attache en bas au pubis, par un tendon aplati divisé en deux parties, un faisceau externe inséré au bord supérieur du pubis entre l'épine et la symphyse, et un faisceau interne qui s'entrecroise en avant de la symphyse avec celui du côté opposé, et se perd dans l'aponévrose crurale et la gaine du pénis ».

La description que donne M. Testut (3) de l'insertion inférieure du muscle droit, manque de développement: nous ne la citons que pour simple mémoire et parce que le livre tend à devenir classique ; « le muscle droit prend naissance, en bas, sur le corps du pubis, à

---

(1) CRUVEILHIER. *Traité d'anatomie descriptive*, 4ᵉ édit., rev. par MM. Sée et Cruveilhier fils, t. I, ch. II, sect. I, § 4, p. 525. Paris, P. Asselin, 1862.

(2) BEAUNIS et BOUCHARD. *Nouveaux éléments d'anatomie descriptive et d'embryologie*, 4ᵉ édit., livre III, deuxième section, ch. II, 4°, p. 225. Paris, J.-B. Baillière et fils, 1885.

(3) L. TESTUT. *Traité d'anatomie humaine*, t. I, liv. III, ch. V, art. I, § I, p. 591. Paris, O. Doin, 1889.

l'aide d'un tendon quadrilatère qui se fixe entre l'épine et l'angle ».

L'opinion de Thane (1) se rapproche beaucoup de celle de Cruveilhier : « Le *rectus abdominis* naît par un tendon formé de deux parties : l'interne est beaucoup plus petite et est unie aux ligaments qui couvrent la partie antérieure de la symphyse, s'entrecroisant avec celui du côté opposé, tandis que l'externe est fixé à la crête du pubis. »

Qu'y a-t-il donc de vrai dans toutes ces descriptions ? Faut-il admettre que les partisans d'un tendon unique, Riolan, Duverney, Bichat, Sappey, ont mal interprété leurs dissections ? Ou bien devons-nous accuser des anatomistes, tels que Portal, Meckel, Cloquet, Theile, Henle, Cruveilhier, Thane, Beaunis et Bouchard, d'avoir mal vu, ou d'avoir artificiellement séparé avec le scalpel deux tendons réellement fusionnés ?

B. — *Résultats de nos dissections.*

Sur onze des cadavres que nous avons eu l'occasion d'examiner, voici ce que nous avons constaté (ces onze cadavres se décomposaient en sept hommes et quatre femmes) :

L'insertion inférieure du muscle droit de l'abdomen se fait par une lame tendineuse, relativement peu épaisse, qui s'attache sur une ligne rugueuse, allant de l'épine à l'angle du pubis ; quelques-unes des fibres de ce tendon,

---

(1) THANE. *Arthrologie, myologie, angéiologie*, in QUAIN'S, *Elements of Anatomy*, 10e édit., en 3 vol., vol. II, part. II, p. 383. Londres, Longmans, Green and Co, 1892.

les plus internes, ne partagent point cette insertion ; elles sont fortement obliques en bas et en dedans, franchissent la face antérieure de l'angle pubien et viennent s'insérer en avant de la symphyse en s'entrecroisant avec celles du côté opposé.

La longueur des fibres tendineuses est en moyenne de 2 centim. en dedans, et de 3 centim. en dehors, c'est-à-dire que les fibres musculaires apparaissent un peu plus tôt sur le bord externe que sur le bord interne du muscle.

L'épaisseur de la lame tendineuse d'insertion pubienne du muscle droit nous a paru constamment plus grande en dehors qu'en dedans ; nous avons d'ailleurs retrouvé des preuves de cette assertion en examinant quelques os secs. Nous avons en effet remarqué, sur cette partie du bord antérieur de l'os coxal qui est comprise entre l'épine pubienne et l'angle pubien, une série de rugosités, beaucoup plus accentuées et beaucoup plus épaisses en dehors qu'en dedans ; nous avons même observé sur un os iliaque les traces extrêmement nettes de cette insertion sous la forme d'une crête osseuse, tranchante, plus résistante et plus épaisse vers sa partie externe.

Le bord externe de cette lame tendineuse se continue avec le fascia transversalis ; nous n'avons fait là d'ailleurs que vérifier la description de Cruveilhier.

Les fibres tendineuses internes, pré-pubiennes, s'entrecroisent très nettement avec celles du côté opposé ; elles sont même le plus souvent intimement confondues avec le ligament suspenseur de la verge. Leur glissement sur la face antérieure de l'angle pubien est facilité par la présence d'une bourse séreuse, inconstante, mais que nous avons rencontrée sept fois sur nos onze cadavres; lorsqu'elle manque, on peut reconnaître facilement que le tissu cellulaire, situé entre l'os et le tendon, est à mailles très lâches. Voici comment nous avons opéré pour étudier cette bourse séreuse : nous avons coupé transversalement, un peu au-dessus de son insertion pubienne, le muscle droit, et nous avons rabattu le chef inférieur en bas et en avant; en grattant avec le dos de la lame du scalpel la face postérieure du tendon, nous avons, sept fois sur onze, ouvert un espace clos, à parois brillantes, qui n'était autre que la bourse séreuse.

Toute la partie interne de l'insertion inférieure du muscle droit est recouverte par la face postérieure du muscle pyramidal, dans une étendue qui varie avec le développement si variable de ce muscle en voie de régression.

Sur les neuf autres cadavres qui ont été mis à notre disposition, nous avons constaté un arrangement différent : l'insertion inférieure du grand droit se fait par deux faisceaux, plus ou moins distincts, mais toujours séparables sans aucune déchirure musculaire ni tendineuse.

Le faisceau interne, plus petit, tire son origine de la face antérieure de la symphyse pubienne; il confond ses fibres avec le tissu fibreux dense qui couvre la face antérieure de cette articulation. Cette insertion se fait par un tendon auquel ne tardent pas à faire suite des fibres charnues, obliquement ascendantes en haut et en dehors. Tout ce faisceau est recouvert par la face postérieure du muscle pyramidal; il est séparé de l'os par une bourse séreuse, et nous nous empressons d'ajouter que, dans ces cas d'insertions par deux chefs, la bourse séreuse a toujours été relevée avec des dimensions plus grandes que dans les cas d'insertions par un seul chef.

Le faisceau interne est beaucoup plus important; sa largeur est cinq ou six fois plus considérable que celle du faisceau externe. Il naît de la surface rugueuse située entre l'épine et l'angle du pubis par un tendon, plus épais et plus long en dehors qu'en dedans; deux fois nous l'avons trouvé étendu jusqu'à la base même de l'épine pubienne. Le bord interne de ce faisceau est recouvert par le bord externe du faisceau interne; son bord externe se continue avec le fascia transversalis.

Si nous comparons le résultat de ce que nous avons observé sur nos deux groupes de cadavres aux opinions des auteurs, nous voyons que nos divergences sont les leurs; nous aussi, nous avons rencontré des insertions simples et des insertions doubles, ces dernières un peu moins fréquentes. Nous conclurons donc en disant : l'insertion inférieure des muscles droits de l'abdomen se fait par un tendon, tantôt unique, tantôt double; la bifidité du tendon n'est autre chose que la séparation complète des deux ordres de fibres que l'on trouve, dans les cas de chef unique, s'insérant d'une part sur le bord antérieur de l'os iliaque, entre l'épine et l'angle, d'autre part, sur la face antérieure de la symphyse.

De cette insertion inférieure sur laquelle nous avons tenu à insister tout particulièrement et à la dissection de laquelle nous avons apporté tous nos soins, les fibres tendineuses montent verticalement, et donnent presque immédiatement naissance à des fibres charnues. Ces fibres charnues s'étalent en une lame musculaire, plus large que le tendon, qui monte de chaque côté de la ligne blanche jusqu'à la partie inférieure de la cage thoracique ; les fibres internes montent verticalement, les externes sont très légèrement obliques en haut et en dehors ; les quelques fibres qui naissent de la partie inférieure de la ligne blanche sont, au contraire, obliques en haut et en dedans. Nous saurons plus tard que ces fibres sont interrompues dans leur long trajet ascendant par les *intersections tendineuses*; « aucune des fibres charnues, dit Sappey, ne se porte d'une attache à l'autre sans être coupée au moins par l'une de ces intersections ».

2° INSERTIONS SUPÉRIEURES OU THORACIQUES

Arrivée à la base de la poitrine, la lame musculaire se divise en un certain nombre de digitations charnues, ordinairement trois, dont les insertions sur le squelette thoracique méritent également toute notre attention.

A. — *Opinions des auteurs.*

Avant d'aborder la description de nos observations sur le cadavre, nous jugeons utile de rappeler quelques passages des principaux auteurs classiques, dont les divergences ont toujours un intérêt historique.

B. 2

D'après Riolan (1) le « rectus ab infimà parte sterni juxta cartilaginem xiphoïdem carnosus nascitur, vel potius ab extremitatibus cartilaginosis costarum ».

D'après Winslow (2), l'extrémité supérieure de chaque muscle droit « est attachée à une portion de l'extrémité inférieure du sternum, aux trois dernières vraies côtes et à la première fausse, par autant d'angles ou de digitations dont la plus éloignée du sternum est la plus large ».

Duverney (3) n'est pas non plus d'une précision exagérée : « Le muscle droit prend son origine des trois dernières côtes, quelquefois de deux seulement, de la partie inférieure du sternum, du cartilage xiphoïde et de celui de la première des fausses côtes par des portions charnues qui peuvent se diviser. »

C'est encore Portal qui nous donnera le premier les insertions détaillées de ce muscle, soit dans ses notes in Lieutaud (4), soit dans son *Cours d'anatomie médicale* (5). Pour cet excellent anatomiste, le muscle droit « s'attache supérieurement : 1° au bord du cartilage xiphoïde ; 2° au cartilage de la septième côte, proche de son articulation avec le sternum ; 3° au cartilage de la sixième vraie côte, à une grande distance du sternum ; 4° à la cinquième côte par le moyen d'une expansion tendineuse

(1) Riolan. *Loc. cit.*
(2) Winslow. *Exposition anatomique de la structure du corps humain*, t. II, *Traité des muscles*, § 97 à 102 incl., p. 49 à 61, Paris, Guill. Desprez et Jean Desessartz, 1752.
(3) Duverney. *Loc. cit.*
(4) Lieutaud. *Loc. cit.*
(5) Portal. *Loc. cit.*

qui s'attache à l'extrémité de cette côte, près du cartilage. Cette expansion tendineuse est placée sous le
grand pectoral et adhère quelquefois à la quatrième
côte ».

Xavier Bichat (1) donne aussi quelques détails d'insertion d'un réel intérêt : le muscle droit abdominal « se
divise assez manifestement en trois portions, dont l'interne, épaisse mais peu large, se fixe au bas et au-
devant du cartilage de la septième côte et au ligament
costo-xiphoïdien ; la moyenne, plus large et plus mince,
au bord inférieur et à la face externe du cartilage de la
sixième ; l'externe, très large, au bas de celui de la cinquième par des fibres aponévrotiques assez sensibles ».

L'opinion de Meckel (2) sur la largeur respective des
languettes charnues est toute différente de la précédente
et des opinions généralement admises : « Il s'attache au
bord antérieur et à la partie inférieure de la face antérieure des cinquième, sixième et septième côtes, par
trois larges languettes dont l'interne est la plus basse
et l'externe la plus élevée. Les *deux internes sont les plus
larges* et ont ordinairement la même largeur. L'externe
est quelquefois beaucoup plus mince, simplement tendineuse et adhérente à la première languette du muscle
oblique externe du bas-ventre, ou remplacée entièrement
par elle, de sorte que le muscle droit s'étend en devant
jusqu'à la sixième côte. La languette interne s'attache
aussi à la face antérieure du cartilage xiphoïde et de ses
ligaments ».

(1) X. Bichat. *Loc. cit.*
(2) Meckel. *Loc. cit.*

Cloquet (1) donne sur la largeur de chaque languette une description qui se rapproche beaucoup de celle de Portal ; il termine ainsi son paragraphe : « l'externe, encore plus large et plus mince, se termine au bord inférieur du cartilage de la cinquième côte par des *fibres aponévrotiques très prononcées* ».

Theile (2) s'attache à préciser encore l'insertion de chacune de ces languettes ou dentelures. « La dentelure externe, celle qui monte le plus haut, s'attache, dans une largeur d'environ deux pouces, au bord supérieur du cartilage de la cinquième côte ; elle atteint, en dehors, la portion osseuse de la côte. La digitation moyenne gagne la face externe du sixième cartilage costal, mais reste séparée de la portion osseuse de la côte par une distance de plus d'un pouce. L'interne, celle qui se termine le plus tôt, se rend à la face antérieure et au bord interne du septième cartilage costal ; parfois aussi au ligament costo-xiphoïdien, à l'appendice xiphoïde lui-même, et au cartilage de la huitième côte, quand celle-ci est une vraie côte. »

La description de Henle (3) n'a pas toute la précision que l'on pourrait attendre du célèbre anatomiste allemand, le muscle « rectus abdominis s'insère au commencement de la cinquième côte et à la moitié latérale du cartilage correspondant, à la sixième et à la septième côte plus près de la ligne médiane, et aussi plus bas par une dentelure plus étroite au bord inférieur du septième

(1) CLOQUET. *Loc. cit.*
(2) THEILE. In Encyclopédie anatomique, *loc. cit.*
(3) HENLE. *Loc. cit.*

cartilage, et souvent par quelques fibres à la base de l'appendice xiphoïde ».

Le professeur Sappey (1) décrit les insertions supérieures du muscle droit avec sa minutie ordinaire, prouvant qu'avant d'écrire le maître disséquait. « Il vient se fixer à la partie inférieure et antérieure du thorax par trois languettes assez distinctes. L'interne, plus épaisse et plus étroite, s'insère au cartilage de la septième côte et au ligament costo-xiphoïdien ; la moyenne, plus large et plus mince, au bord inférieur de la sixième côte ; l'externe, plus large encore, au bord inférieur de la cinquième. »

Cruveilhier (2), avec une très grande précision, divise le muscle droit « en trois portions inégales : une externe, plus large, qui constitue à elle seule les deux tiers de la largeur du muscle, et qui s'insère à la face antérieure et au bord inférieur du cartilage de la cinquième côte ; une moyenne, beaucoup moins considérable, qui s'attache au bord inférieur du cartilage de la sixième côte ; une interne, très petite, au bord inférieur du cartilage de la septième côte et au ligament costo-xiphoïdien ; ordinairement une languette extrêmement ténue se détache de cette troisième portion pour aller s'insérer, soit à l'appendice xiphoïde, soit à la partie de la deuxième pièce du sternum située immédiatement au-dessus de cet appendice ».

La description de Testut (3) rappelle celle de Cruveil-

(1) Sappey. *Loc. cit.*
(2) Cruveilhier. *Loc. cit.*
(3) Testut. *Loc. cit.*

hier; elle est seulement d'une précision beaucoup moindre.

Nous ne donnons la description de Thane (1) que pour savoir comment le livre classique de Quain entend la précision anatomique; les quelques phrases de Sappey et de Cruveilhier sont autrement explicites : « Il s'insère aux cartilages des trois côtes, cinq, six, sept, et aussi assez souvent à l'os de la cinquième, par trois tendons distincts de volume inégal. Quelques fibres s'attachent aussi fréquemment à l'appendice xiphoïde. »

B. — *Résultats de nos dissections.*

Nous avons tenu à examiner avec soin les cadavres que nous avons eus à notre disposition; nous avons scrupuleusement relevé les insertions supérieures du muscle droit, et nous avons essayé de préciser sur ce point nos connaissances anatomiques; nous n'avons point ici encore la prétention de publier des faits nouveaux, avec une interprétation personnelle. Nous croyons seulement faire œuvre utile en ajoutant, à la longue liste des descriptions classiques que nous avons reproduites en partie, le résultat de nos dissections. C'est avec la plus grande modestie que nous présentons ces observations que nous avons tenté de rendre aussi détaillées que possible.

Sur la plupart des sujets que nous avons examinés, voici ce que nous avons relevé.

Le muscle droit s'insère à la cage thoracique par trois

(1) THANE. In Quain, *loc. cit.*

digitations en général incomplètement distinctes, mais faciles à séparer avec le manche du scalpel, sans dilacérer aucune fibre musculaire.

La *digitation interne*, qui est en même temps la plus basse, s'insère par des *fibres charnues* : 1° sur le *bord inférieur du cartilage de la septième côte*, depuis son articulation chondro-sternale, jusqu'à 3 centim. environ en dehors de cette articulation ; 2° sur la face antérieure du ligament costo-xiphoïdien ; 3° sur la face antérieure de la base de l'appendice xiphoïde par quelques fibres charnues extrêmement réduites en nombre et en volume.

La *digitation moyenne*, un peu plus élevée que la précédente, qu'elle recouvre légèrement par son bord interne, s'insère par des fibres uniquement charnues la *face antérieure* du dixième cartilage costal ; l'insertion ne commence pas en dedans à la hauteur de l'articulation chondro-sternale ; elle débute environ à un centimètre en dehors d'elle pour se prolonger sur presque toute l'étendue du sixième cartilage ; un demi-centimètre à peine la sépare en dehors de l'articulation chondro-costale.

La *digitation externe*, qui est en même temps la plus élevée, s'attache au bord inférieur du cartilage et de la portion osseuse de la cinquième côte. Cette insertion commence en dedans à 1 centimètre et demi environ de l'articulation chondro-sternale, et elle se prolonge le long du bord inférieur du cartilage par l'intermédiaire de fibres charnues. Arrivée au voisinage de l'articulation chondro-costale, l'insertion cesse de se faire par des fibres musculaires, elle se fait par une lamelle tendineuse, extrêmement mince, dont les fibres ont à peine 1 centim. de longueur, et se continue ainsi jusque sur la partie terminale du bord inférieur de la côte osseuse. Cette partie externe, tendineuse, s'engage sous les fibres inférieures du muscle grand pectoral.

Relativement à leur largeur, ces digitations présentent également quelques particularités intéressantes au point de vue descriptif pur : la digitation externe a une largeur égale à celle des deux autres réunies ; la moyenne est plus large que l'interne. Si nous voulions représenter par des chiffres la largeur respective de chacune des digitations, en prenant pour base le chiffre 13 pour la digitation externe, la moyenne serait représentée par 10, et l'interne par 3.

Nous avons en outre relevé, à propos de l'insertion supérieure du muscle grand droit, quelques dispositions s'écartant trop peu de l'anatomie normale pour que nous puissions les renvoyer au chapitre que nous consacrerons ultérieurement aux anomalies de ce muscle.

C'est ainsi que nous avons rencontré une disposition analogue à celle dont parle Cruveilhier. La digitation moyenne était double ; par son faisceau interne, le plus large, charnu, elle se fixait sur la partie la plus interne du sixième cartilage costal jusqu'à son articulation avec le sternum ; par son faisceau externe, mi-charnu, mi-tendineux, elle s'attachait à la face antérieure du sixième cartilage et en outre au bord inférieur de la côte osseuse correspondante, sur une étendue de plus d'un centimètre ; dans ce cas la digitation externe était moins large qu'à l'ordinaire ; son bord interne recouvrait en partie le faisceau externe, surnuméraire, de la digitation moyenne.

Sur une vieille femme, nous avons vu le faisceau interne ne contracter aucune adhérence avec l'appendice xiphoïde, mais remonter jusque sur la partie la plus inférieure du corps du sternum ; quelques pas de plus, et cette femme eût possédé un muscle supra-costal (V. plus loin).

Nous n'avons pas eu la chance de rencontrer une quatrième digitation, allant s'insérer jusqu'à la quatrième côte ; cette disposition est d'ailleurs assez rare, comme nous le verrons au chapitre des anomalies.

Sur un homme adulte, très bien musclé, nous avons vu la digitation interne s'attacher, en outre de ses attaches normales, à la face antérieure du huitième cartilage costal ; nous nous hâtons d'ajouter que ce cartilage allait jusqu'au sternum ; la huitième côte était donc une vraie côte sternébrale ; cette disposition osseuse était bilatérale, et l'insertion complémentaire du muscle droit était également double.

Enfin, sur deux cadavres d'hommes adultes, nous avons observé une insertion xiphoïdienne beaucoup plus complète que celle que nous avons décrite ; toute la face antérieure du processus ensiformis était recouverte par les insertions charnues de la digitation interne ; cette disposition était surtout très prononcée sur l'un de ces sujets dont l'appendice xiphoïde était bifide et faisait en avant une saillie très prononcée.

II. — Gaine des muscles droits.

Nous ne dirons que quelques mots de la gaine des muscles droits, en ayant soin d'insister sur les connexions de cette gaine avec les intersections tendineuses. La gaine et ses rapports ont été d'ailleurs parfaitement décrits par le professeur Charpy (1), de Toulouse ; nous ferons à cet auteur de larges emprunts.

Une enveloppe fibreuse, véritable canal, comme disait Velpeau, entoure chacun des muscles droits. Lorsque l'aponévrose du petit oblique atteint le bord externe du muscle droit, elle se bifurque pour entourer le muscle et se reforme ensuite en une seule lame qui va contribuer à la formation de la ligne blanche. C'est là du moins ce qui a lieu dans les trois quarts supérieurs du muscle. Au niveau de son quart inférieur, la disposition de la gaine n'est plus la même. Le feuillet postérieur résultant de la bifurcation de l'aponévrose du petit oblique n'existe plus. Mais continuant d'être renforcée par le tendon du transverse en arrière, et par le tendon du grand oblique en avant, l'aponévrose d'insertion du petit oblique vient passer tout entière sur la face antérieure du muscle droit. En sorte qu'il n'existe plus de gaine fibreuse sur la face postérieure du muscle à ce niveau, mais qu'il n'existe là qu'une gaine lamelleuse.

Une autre gaine, moins dense que la gaine dont nous venons de parler, entoure le muscle droit, en dessous de la précédente. C'est le périmysium. Après avoir revêtu

(1) CHARPY. *Études d'anatomie appliquée*, p. 184. Paris, Baillière et fils, 19, rue Hautefeuille, 1892.

les deux faces du muscle, le périmysium arrive au niveau des bords et s'étale en deux ailerons qui vont se fixer à l'angle de la coulisse fibreuse. « Ce sont là plutôt des ligaments larges jouant le rôle de séreuses. Chacun a un

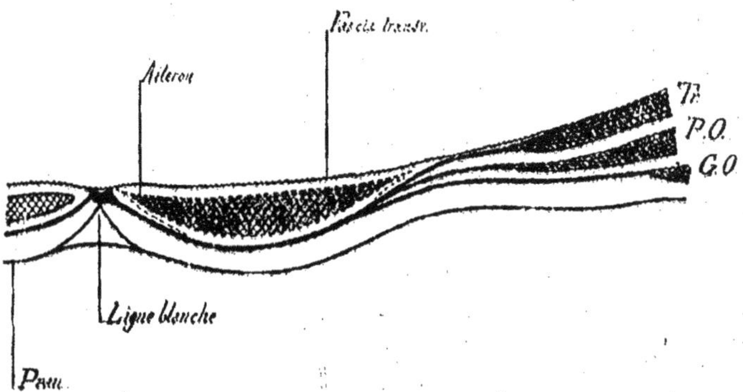

Coupe des droits au-dessous de l'arcade de Douglas.

double feuillet qui se continue avec une couche celluleuse ténue sur la face interne de la gaine (1) ». Mais on peut les considérer, au point de vue de la physiologie, comme servant à guider sur les côtés la course du muscle. Enfin, il sépare la gaine des droits en deux loges distinctes : une loge prémusculaire qui est fermée en haut par l'intersection sous-ombilicale et finit en pointe devant le pubis ; une loge postérieure ou rétro-musculaire, plus large et plus dilatable que la première. Ce périmysium est confondu en bas et en arrière avec le fascia transversalis qui s'accole, d'autre part, au tendon du muscle droit.

Quoiqu'il en soit, le muscle droit a des connexions intimes avec la gaine et par les adhérences latérales de

(1) CHARPY. *Loc. cit.*, p. 186.

son périmysium, et par l'intermédiaire de ses intersections. C'est même grâce à ces connexions que la contraction des muscles droits entraîne synergiquement la tension des muscles larges de l'abdomen et prévient l'éventration. Mais, pour nous, cette gaine, avec les connexions qu'elle présente, a un autre avantage. Elle nous permet de fortifier la paroi abdominale après l'opération de la cure radicale de la hernie ombilicale par le procédé de M. Quénu.

III. — Intersections tendineuses des muscles droits.

Le muscle droit de l'abdomen est interrompu, de distance en distance, par des lignes tendineuses qui le coupent perpendiculairement à sa longueur et le divisent en plusieurs centres ; ces lignes tendineuses sont décrites sous des noms divers : *inscriptiones tendineæ*, *intersections tendineuses* ou *énervations* des muscles droits de l'abdomen.

Dans la première partie de ce chapitre nous montrerons combien, sur ce point d'anatomie descriptive, les divergences des auteurs sont nombreuses, tant sur le nombre que sur la forme, la force et le rôle de ces intersections.

Dans la seconde partie nous donnerons, avec le plus de précision possible, le résultat de nos recherches personnelles ; nous établirons la situation topographique normale de chacune d'elles, et nous démontrerons quel rôle important elles jouent dans le procédé de cure radicale des hernies ombilicales imaginé par notre maître M. le professeur agrégé Quénu.

1° *Opinions des auteurs anciens.*

Ambroise Paré (1) décrit aux muscles droits trois « *intersections nerveuses et transverses*, desquelles Galien n'a pas fait mention, bien qu'elles soient trouvées aux singes ».

Carpi (2), anatomiste italien, signale une intersection au-dessus de l'ombilic, une au-dessous ; sa description, citée à chaque instant par les auteurs, est très complète : « Sua substantia carnea est, et divisa in latum magis nervus cutem, quersus xiphœ p. duo intermedia nervea ligamentalia ; quorum unum est supra regionem umbilicalem, aliud infra ; aliter quod quilibet musculus videtur divisus in tres partes carneas notabiliter distinctas ; ut potes videre in figura frequente et ista intermedia supra dicta a natura sunt ordinata quia quâto nulli musculorum sunt breviores, tanto facilius et melius serviunt voluntariis motibus. »

Vésale (3) signale deux intersections au-dessus de l'ombilic, et une en face de cette région. Voici d'ailleurs comment il s'exprime : « Non enim recta ab osse pubis, ad pectus fibre nusquam inclinantes feruntur ; sed ad nunc dictos circonscriptiones impressionesve nonnihil implicatæ obliquantur, atque ex aliis aliæ produci quodammodo apparent. Deinde musculis rectis non propter

(1) Ambroise Paré. *Œuvres complètes*, rev. et collat. sur toutes les éditions avec les variantes, par J.-F. Malgaigne, t. I, liv. I, ch. XI, *Des Muscles de l'épigastre*, p. 130. Paris, J.-B. Baillière, 1840.

(2) Carpi. *Isagogæ Breves*, p. 8, De musculis longis, 1523.

(3) Vésale. *De humani corporis fabrica*, De musculis abdominis, cap. XXI, p. 214. Venetiis, 1568.

pubis os nervi duntaxat inferuntur sed interiori quoque ex parte, ubi his impressionibus musculi donantur. Istorum impressionum duæ plurimum supra umbilicum consistunt, et interdum una suo umbilico in fumina, aliquando etiam tres supra umbilicum. »

La description de Riolan (1) confirme la manière de voir de Vésale : deux au-dessus de l'ombilic ; une, en face de l'ombilic, et s'il en existe une quatrième, elle se trouve au-dessous de l'ombilic : « Supra umbilicum tres vel quatuor nervosas transversas intersectiones observabis, duas supra umbilicum, tertiam e directo umbilici ; quarta si reperitur infra umbilicum exarata est. Ad robur hujus musculi comparata videntur hæc genicula sicut in calamis, qui quo pluribus geniculis abundant, eo robustiores existunt. »

Albinus (2) donne sur la disposition des intersections aponévrotiques de très complets détails ; nos auteurs classiques contemporains ne sont pas plus précis : « Proprium huic quod carnem ejus lineæ transversæ tres, in quatuor distinguent portiones, quarum linearum prima e regione umbilici est, omnino transversa, quibusdam undulata : ultima ibi ubi pectus primo conscendit aut conscensurus est; obliqua, inque illud latus, in quo ipse musculus, declivis : secunda inter illos prope media, transversa sæpe undulata ; aliquando et quarta, infra umbilicum, aliquando dimidia aut inchoata ; sicuti et reliquæ aliquando imperfectæ, totam musculi non

---

(1) Riolan. *Anthropographia et osteologia.* Musculi abdominis, caput XXXIII, p. 500, 1626.

(2) Albinus. *Historia musculorum hominis.* De recto abdominis, caput LXXVIII, p. 289. Leidæ Batavorum, 1734.

secantes latitudinem ; nec nisi raro per totam carnis crassitudinem penetrant, sed fere in priore superficie subsistunt. Pertinacissime autem adhærent aponevrosi obliquorum communis, fiunt quæ ex eo, quod fibræ carneæ se in tendineos vestant, innectantes se apone-vrosi modo dictæ. »

Quelques années après Albinus, Bertin (1) présentait à l'Académie royale de Paris, un remarquable mémoire, duquel nous aurons souvent l'occasion de parler lorsque nous traiterons la physiologie et la structure des intersec-tions tendineuses; tout ce travail abonde en faits précis et magistralement interprétés. L'auteur décrit à chaque muscle droit trois et quelquefois quatre intersections tendineuses : « On sait que chacun de ces muscles a trois ou trois et demi et quelquefois quatre énervations ou intersections (c'est ainsi qu'on appelle ces traces blanches et tendineuses, que l'on remarque principalement à la surface intérieure des muscles droits) ; elles paraissent au premier coup d'œil n'être qu'un assemblage de plusieurs fibres tendineuses, de deux portions charnues de chaque muscle droit; elles sont tout à fait transversales, d'autres fois elles sont obliques et souvent elles font des angles et des coudes en passant d'un bord d'un muscle à l'autre bord; quelquefois les premières ou supérieures ne s'avancent pas tout à fait d'un bord à l'autre, elles commencent au bord extérieur des muscles et finissent vers leur milieu sans aller jusqu'au

____

(1) BERTIN. *Mém. de l'Académie royale des sciences*. Sur l'usage des énervations des muscles droits du bas-ventre, 27 juillet 1746, in *Histoire de l'Académie royale des sciences*, p. 393. Paris, de l'im-primerie royale, 1751.

bord interne; les dernières sont ordinairement placées immédiatement au-dessus de l'ombilic, quelquefois un demi-travers de doigt au-dessous ; quelques-unes occupent toute l'épaisseur, et d'autres finissent à une profondeur indéterminée, c'est ce qui fait que les muscles droits paraissent quelquefois par leur surface intérieure, une seule masse charnue, prolongée depuis la poitrine jusqu'au bassin, et que d'autres fois, par cette même surface, ils sont partagés en plusieurs portions charnues par les intersections ; mais, constamment dans tous les sujets, elles ne sont ni aussi sensibles, ni aussi constantes en arrière qu'en devant ; quelquefois sur le chemin d'une même intersection l'on voit dans quelques endroits les deux portions charnues se continuer, et alors au lieu d'une intersection entière, on en voit plusieurs séparées les unes des autres et coupées par des trousseaux charnus. C'est sans doute ce qui a fait dire à quelques anatomistes, que les intersections étaient un assemblage de fibres charnues et de fibres tendineuses. »

Presqu'en même temps que le mémoire de Bertin, paraissait l'*Essai d'anatomie* de Duverney (1), dans lequel l'auteur s'élève contre la trop grande largeur donnée par les anciens aux intersections ou énervations des droits ; il fait d'un mot leur topographie : « Elles se trouvent pour l'ordinaire depuis le cartilage xiphoïde jusqu'à l'ombilic et rarement au-dessus; il arrive quelquefois qu'elles n'entrecoupent pas entièrement les fibres longitudinales du muscle. »

(1) Duverney. *Loc. cit.*

Nous en aurions déjà fini avec ces longues citations si nous n'avions été frappés, au cours de nos recherches, de l'exactitude des descriptions anciennes. Il nous paraît encore utile, n'aurions-nous même d'autre but que de faire de l'histoire anatomique, de reproduire le paragraphe consacré par Portal (1) à cette question dans ses annotations au livre de Lieutaud : « Les énervations du muscle droit sont ordinairement au nombre de trois : la première est placée à très peu de distance des côtes ; la dernière vis-à-vis de l'ombilic ; il y a une intersection au milieu d'elles, et il y en a quelquefois une au-dessous de l'ombilic. Les premières traversent les muscles droits en formant une espèce de zigzag ; celle qui est au-dessous de l'ombilic est ordinairement incomplète et manque souvent ; les unes et les autres sont beaucoup plus marquées à la face antérieure qu'à la face postérieure, et il est rare qu'on y aperçoive l'inférieure ; les trois supérieures adhèrent au feuillet antérieur du petit oblique ; l'inférieure, quand elle existe, adhère au feuillet inférieur et antérieur du muscle transverse. »

C'est dans Bichat (2) que nous trouvons pour la première fois que le nombre des intersections des muscles droits de l'abdomen varie ordinairement entre trois et cinq ; cet auteur en a constamment observé le plus grand nombre au-dessus de l'ombilic. Leur disposition est, dit-il, extrêmement variable.

Cloquet (3) en décrit trois ou cinq : « Il y en a constamment plus au-dessus qu'en dessous de l'ombilic ; s'il

(1) PORTAL. In Lieutaud, *loc. cit.*
(2) BICHAT. *Loc. cit.*
(3) CLOQUET. *Loc. cit.*

y en a trois, l'une est placée au niveau de cette cicatrice, et les deux autres au-dessus ; s'il y en a quatre,
une se trouve au-dessous. S'il y en a cinq enfin, deux
sont au-dessous et trois au-dessus. » Cloquet est donc
le premier anatomiste qui décrive deux intersections
au-dessous de l'ombilic.

Nous ne parlerons pas, pour terminer cet aperçu
historique de l'anatomie des énervations des muscles
droits, des descriptions des auteurs classiques contemporains ; elles ne nous apprendraient rien autre que ce
que nous venons de lire dans les auteurs anciens.
Arrivons donc enfin à ce que nous avons observé sur
le cadavre, et donnons aussi complètement que possible
l'anatomie descriptive et topographique de ces intersections ; nous prouverons, chemin faisant, le rôle
important qu'elles jouent dans la cure radicale des hernies ombilicales par le procédé de M. Quénu.

2° *Anatomie des intersections.*

a) *Nombre.* — Sur la plupart des cadavres que nous
avons examinés, nous avons constaté que le muscle
droit de l'abdomen est interrompu par trois intersections tendineuses qui le divisent en quatre muscles,
c'est-à-dire en autant de muscles qu'il y a d'intersections, plus un. Hâtons-nous d'ajouter que le nombre
de ces énervations peut être augmenté, ou plus rarement
diminué ; nous étudierons ces variations numériques
au chapitre des anomalies des muscles droits.

b) *Topographie.* — Les trois intersections tendineuses ordinairement observées sont situées entre l'om-

bilic et la cage thoracique : les deux premières sont au-dessus de la cicatrice ombilicale, la troisième se trouve exactement à la hauteur de cette cicatrice.

Pour préciser davantage la topographie de ces intersections, nous nous sommes livré à quelques mensurations ; voici le résultat de nos recherches :

Sur six cadavres d'hommes jeunes, de musculature puissante (20 à 30 ans), dont la distance du pubis à la base de l'appendice xiphoïde atteignait une moyenne de 32 centim., nous avons relevé les chiffres suivants : La première intersection, la supérieure, était située à 31 centim. au-dessus du pubis ; — la moyenne se trouvait placée à 23 centim. au-dessus de la symphyse ; — l'inférieure répondait juste à l'ombilic ; 16 centim. la séparaient du pubis.

Nous avons ensuite porté nos mensurations sur un autre groupe de cinq cadavres mâles, dont l'âge variait entre 45 et 65 ans ; la distance pubo-xiphoïdienne mesurait seulement 26 centim. ; nous avons trouvé que l'énervation supérieure était séparée du pubis par une longueur de 24 centimètres et demi ; l'énervation moyenne par une longueur de 18 centim. ; toujours située vis-à-vis de la cicatrice ombilicale, l'énervation inférieure était distante de 13 centim. de la symphyse pubienne.

Sur une autre série de sept cadavres (quatre hommes et trois femmes adultes), la distance pubo-xiphoïdienne avait encore diminué : elle ne mesurait plus que 21 centim. ; la situation respective des énervations était à peu près la même : la supérieure se trouvait à 19 centim. au-dessus de la symphyse ; l'inférieure à 11 centim., la moyenne à 14 centim. et demi.

Sur un dernier groupe de trois cadavres de femmes, nous avons trouvé la distance pubo-xiphoïdienne réduite à 19 centim. ; l'énervation supérieure était séparée de la symphyse par une distance de 17 centim. ; la moyenne par une distance de 14 centim. ; l'inférieure, toujours située en face de l'ombilic, se trouvait située à 9 centim. au-dessus du pubis.

Si nous comparons ensemble ces quatre séries de mensurations, nous en concluons les deux faits suivants :

1° *L'intersection supérieure est toujours située dans la région de l'appendice xiphoïde*, c'est-à-dire qu'elle avoisine l'insertion thoracique du muscle droit.

2° *L'intersection inférieure, point capital pour le procédé opératoire de M. Quénu, se trouve toujours à la hauteur de la cicatrice ombilicale.*

La situation de l'intersection intermédiaire ou moyenne est plus variable ; elle est tantôt plus rapprochée de l'énervation supérieure, tantôt elle descend aussi vers l'ombilic ; nous avons cherché à déterminer par rapport au squelette l'espace dans lequel on pourrait limiter ces variations ; la limite supérieure de cet espace serait donnée par une ligne horizontale passant par la partie la plus élevée de l'articulation du huitième avec le neuvième cartilage costal ; la limite inférieure serait représentée par une autre ligne horizontale rasant le sommet de l'angle du dixième cartilage costal.

Telle est la topographie des intersections tendineuses du muscle droit dans les cas où il y en a seulement trois ; nous nous empressons d'ajouter que, sans constituer pour cela même une anomalie, ce nombre est souvent porté à quatre ; nous n'avons point eu la chance de rencontrer une pareille disposition, bien que les auteurs classiques la signalent comme très fréquente. La quatrième énervation se trouve alors au-dessous de l'ombilic, à 3 ou 4 centim. de l'énervation péri-ombilicale ; elle serait d'un grand secours au chirurgien qui la rencontrerait au cours d'une cure radicale de hernie ombilicale par le procédé que nous défendons.

c) *Direction; étendue.* — La direction des intersections tendineuses des muscles droits n'est pas moins variable que leur étendue.

Transversales, ascendantes ou descendantes, les énervations traversent la largeur du muscle droit en décrivant des zigzags, des sinuosités plus ou moins anguleuses. Elles sont beaucoup plus visibles par la face antérieure que par la face postérieure du muscle ; leur hauteur ne dépasse jamais 5 à 6 millim.

Relativement à leur largeur, elles sont sujettes à des dispositions très variées ; elles coupent tout ou partie du diamètre transversal du muscle.

La première, la supérieure, est le plus souvent incomplète ; elle n'intéresse que la partie interne du muscle, c'est-à-dire les fibres qui descendent de la septième et de la sixième côte ; elle est sinueuse, quelquefois légèrement concave en haut ; mais d'ordinaire elle est fortement oblique de haut en bas et de dedans en dehors ; marchant parallèlement au bord inférieur du cartilage costal correspondant.

La deuxième, la moyenne, traverse toute la largeur du muscle ; elle est également oblique de haut en bas et de dedans en dehors ; mais il n'est pas rare de la voir transversale ou même obliquement ascendante en haut et en dehors.

La troisième, celle qui est normalement à la hauteur de l'ombilic, est la plus dense ; elle affecte le plus souvent une direction transversale et occupe toute la largeur du muscle. Dans quelques cas, nous l'avons rencontrée, allant d'un bord à l'autre du muscle droit, en décrivant une courbe à concavité supérieure. Il n'est pas très rare de la voir suivre un trajet obliquement ascendant en haut et en dehors, à moins qu'elle ne prenne une direction inverse et qu'elle ne soit oblique en bas et en dehors ; cette dernière disposition est exceptionnelle. Cette intersection, dans un cas très restreint, n'occupe pas toute la largeur du muscle ; on l'a vue occuper sa partie interne ou seulement sa partie externe. Mais, nous le répétons, ce sont là des dispositions exceptionnelles ; l'énervation para-ombilicale est transversale et traverse toute la largeur du muscle.

Lorsqu'il existe une intersection sous-ombilicale, elle est ou transversale, ou ascendante en haut et en dehors, ou courbe à concavité supérieure ; tantôt elle est complète, tantôt elle occupe la partie interne du muscle, tantôt sa partie externe.

d) *Structure et connexions.* — Les énervations des muscles droits sont un assemblage de fibres tendineuses qui n'appartiennent pas seulement à ces muscles. Elles contractent, en effet, avec les feuillets de la gaine de chaque muscle des adhérences si intimes qu'il est impossible de les en séparer sans couper des fibres aponévrotiques du muscle petit oblique. Si l'on enlève par une dissection minutieuse la paroi antérieure de la gaine d'un muscle droit au niveau d'une portion charnue, et si l'on continue à enlever cette paroi jusqu'à la hauteur d'une énervation, l'on voit qu'une grande quantité de fibres de cette paroi aponévrotique se jettent dans l'énervation et se continuent avec les fibres tendineuses des droits, de telle sorte que l'énervation paraît composée d'un presque aussi grand nombre de fibres du petit oblique que du muscle droit.

En est-il de même pour le grand oblique? A ce sujet, nous croyons pouvoir conserver la formule de Bérard(1): « L'aponévrose du grand oblique étant distincte de celle du petit oblique au-devant de la moitié externe du muscle droit, a, par conséquent, moins de connexions avec les énervations que celle du muscle petit oblique. Il suit de là que le grand oblique et le muscle droit sont moins associés dans leurs mouvements que le petit oblique et le droit.

Telles sont les adhérences que les intersections contractent avec le feuillet antérieur de la gaine des droits; nous le répétons, ces adhérences sont très compactes et séparables seulement par le bistouri. Les intersections se comportent-elles de même vis-à-vis du feuillet postérieur : la plupart des auteurs admettent que les énervations sont unies moins solidement à ce feuillet, mais que des adhérences n'en existent pas moins, associant ainsi le feuillet postérieur de l'aponévrose du petit oblique et l'aponévrose du transverse au muscle droit et

(1) *Dictionn. de médecine*, t. 1. Article Abdomen, par BÉRARD, p. 112 et 140, 2ᵉ édition, Paris, Béchet, 1832.

à la paroi antérieure de sa gaine, de telle sorte que l'on a même regardé ces trois muscles comme *trigastriques*.

Toutes les fibres charnues des droits sont-elles coupées par chacune des intersections, de telle sorte que le muscle serait converti en autant de muscles, plus un, qu'il y aurait d'intersections.

Telle est l'opinion de Cruveilhier. Sappey n'est pas aussi affirmatif : « Aucune des fibres charnues, dit-il, ne se porte d'une attache à l'autre sans être coupée au moins par l'une de ces intersections. »

Nous verrons quel rôle attribuer aux énervations au chapitre de la physiologie ; mais avant d'aborder cette question si discutée, nous tenons à dire quelques mots de l'anatomie anormale et comparée des muscles droits et de leurs intersections tendineuses.

IV. — Anatomie anormale.

Les anomalies des muscles droits de l'abdomen peuvent être rangées sous les quatre chefs suivants :

a) Anomalies résultant d'une extension du grand droit sur la cage thoracique.

b) Variations dans la longueur du muscle droit.

c) Variations de nombre.

d) Variations dans le nombre et la disposition des intersections tendineuses.

*a) Anomalies résultant d'une extension du muscle droit
sur le thorax.*

Il suffit d'avoir fréquenté les salles de dissection, dit
M. Testut(1) dans son Traité des anomalies musculaires,
pour avoir rencontré, ne fût-ce qu'une fois, un prolongement du grand droit de l'abdomen sur le thorax. Les
auteurs ont donné à ce prolongement différents noms.
Turner (2) l'appelle : *rectus thoracis;* Halbertsma (3) :
le *musculus accessorus ad rectum;* Wood (4) : le *supra-
costalis.* Mais il semble que les deux premières dénomi-
nations seules doivent être conservées, à la condition
d'être précisées par une bonne définition.

Quoi qu'il en soit, et quelque nom que l'on donne à ce
prolongement musculaire, le fait est qu'on le rencontre
fréquemment et que sa disposition elle-même varie à
chaque pas.

Il n'est pas rare, dit Cruveilhier (5), de voir le muscle
droit envoyer un faisceau musculaire à la quatrième côte
et ce faisceau musculaire, ajoute-t-il, serait toujours
très grêle. Des cas de ce genre avaient été signalés depuis
bien longtemps par Kaauw (6). On a même rencontré

(1) TESTUT. *Les anomalies musculaires chez l'homme expliquées par l'anatomie comparée.* Paris, 1884, p. 151.
(2) TURNER. *Journ. of Anat. and Phys.,* t. 1, 1888, p. 250 et 1869,
t. II, p. 393.
(3) HALBERTSMA. *Veslagen en mededeelingen der Koninklijke
Akademie van wetenschappen.* Amsterdam, 1861, p. 164.
(4) WOOD. *Proc. Roy. Soc. of London,* 1865.
(5) CRUVEILHIER. *Anat. descript.,* t. I, p. 527.
(6) KAAUW. *Nor comment. Petropol...,* t. II, p. 559.

des cas où le faisceau accessoire du muscle droit remontait jusqu'à la troisième côte ; Meckel (1) a rapporté plusieurs exemples de cette disposition anormale et Boerhaave a vu le grand droit de l'abdomen s'élever jusqu'à l'union de la troisième côte avec son cartilage. Beaunis et Bouchard (2) disent que ce muscle peut aller s'insérer à la deuxième côte. Bien avant eux, Portal (3) avait observé deux ou trois faits de ce genre.

En 1767, Portal décrivit, en effet, deux muscles plats semblables à des parallélogrammes allongés, excepté par leur partie supérieure. En haut, on remarquait que ces muscles étaient tendineux et recouvraient le sternum où ils adhéraient en se confondant avec la partie sternale du sterno-mastoïdien. Au fur et à mesure qu'ils descendaient, ces deux muscles s'écartaient et devenaient parallèles au sternum. Ils adhéraient enfin aux cartilages des vraies côtes, et se confondaient vers la partie inférieure de la poitrine avec les extrémités supérieures des muscles droits. Mais ce qui rendait plus intéressante encore la découverte de Portal, c'était la présence à la surface de ces muscles, de deux énervations semblables à celles que l'on décrit sur les muscles droits et qui divisaient semblablement ces corps musculaires. De ces deux énervations la supérieure était complète, l'inférieure était incomplète. Leur présence était suffisante pour permettre à Portal de rapprocher ces muscles des muscles droits de l'abdomen et non des muscles sterno-

(1) MECKEL. *Loc. cit.*
(2) BEAUNIS et BOUCHARD. *Loc. cit.*
(3) PORTAL. *Loc. cit.*

hyoïdiens. Dans le même ordre de faits, Harrison et Macalister (1) ont vu le prolongement du muscle droit s'insérer au sternum.

Ce prolongement du muscle droit de l'homme avait été observé en 1731 par Albinus (2), « *rarum naturæ ludentis exemplum quod semel iterumque vidimus* ». Albinus dit que cette portion excédente était continuée jusqu'auprès de l'échancrure similaire du sternum : « definentem ad ossis pectoris partem, etc... » Ce muscle était implanté dans l'endroit même où adhère le tendon du sterno-mastoïdien, et de la direction et de la nature de ses fibres, Albinus concluait que cette pointe musculaire était une dépendance du muscle droit.

Avant Albinus, Vésale (3) avait déjà remarqué que les muscles droits qui, chez l'homme, s'élevaient jusqu'à la partie inférieure du sternum et aux dernières vraies côtes, pouvaient se prolonger chez les chiens et les singes jusqu'à la première côte : « Costæ intervallum, ubi carnosior redditus, in primam costam definit. » Il n'observa jamais cette disposition chez l'homme : « In hominibus autem (ut verum fateat) hunc musculum nunquam observavi. » C'était là, pour lui, une disposition qui différenciait le muscle droit de l'homme de celui du singe. Néanmoins ce prolongement musculaire était bien une dépendance du muscle droit, un excédent de ce muscle,

(1) MACALISTER. *Transact. of Royal Irish Academy*, janvier 1871.

(2) ALBINUS. *Historia musculorum hominis*. De recto abdominis, caput LXXVIII, p. 289. Leidœ Batavorum, apud Theodorum Haak et Henricum Mulhovium, 1734.

(3) VÉSALE. *De humani corporis fabrica*. De musculis abdominis, caput XXXI, p. 214. Venetiis, MDLXVIII.

une anomalie par excès, comme on dit aujourd'hui. Voici d'ailleurs les propres paroles de Vésale : « Pro-« fecto musculus hic in omnibus animalibus, in quibus « sectione illum deprehendi, pars recti abdominis mus-« culi mihi esse videtur, et rectum musculum ad pri-« mam usque thoracis costam in illis animalibus ascen-« dere prorsus assero, quod in canibus caudatisque « similis maxime evadit conspicuum. »

En définitive, nous voyons, surtout d'après l'anatomie comparée, que cette anomalie par excès du muscle droit n'est en somme que l'image d'une disposition normale chez les mammifères. Le fait avait été signalé par les anatomistes anciens. Aujourd'hui, on en donne l'explication en disant que chacune des dispositions anormales de notre organisme sont des dispositions normales chez les animaux, que les anomalies de l'homme sont des restes, des organes inutiles, en disant enfin que « la phylogénie résume l'ontogénie ».

b) *Variations de longueur.*

C'est dans le même sens que l'on doit interpréter les variations observées dans la longueur du muscle droit et qui constituent le second genre d'anomalies que nous étudions. On a en effet observé, sur le cadavre, toutes les dimensions, depuis les plus courtes jusqu'aux plus grandes, pour le muscle droit. Mais toutes ces dimensions se retrouvent normalement chez les différentes espèces animales. Il convient, en second lieu, de tenir compte, dans l'étude de ces variations, de la nutrition et du développement du muscle droit.

c) *Variations de nombre.*

On cite dans la science un seul cas de duplicité du muscle droit. Ce cas a été rapporté par Otto (1) et on le trouve cité dans Macalister (2). Mais il est cité sans explications et sans commentaires. Aussi doit-on se demander avec Testut (3) s'il s'agissait véritablement là de deux muscles juxtaposés ou superposés, ou bien s'il ne s'agissait pas plutôt d'un muscle pyramidal anormalement développé. On est même en droit de se demander si cette duplicité supposée par Otto n'était pas due à la présence d'un faisceau accessoire volumineux du muscle droit venu de la dixième ou de la onzième côte pour aller s'insérer sur la gaine du muscle droit, et que Kelch a décrit sous le nom de muscle droit latéral.

Il est difficile de trancher la question, les détails manquent. En tout cas, un semblable fait, s'il a été réellement démontré, mérite d'être noté, et l'on doit se demander comment l'anatomie comparée ferait pour l'expliquer. Mais c'est un fait unique qui n'a pas été signalé de nouveau depuis Otto, et comme tel il n'importe pas d'y attacher une plus grande importance.

d) *Variations dans le nombre des intersections tendineuses.*

Nous avons déjà dit quelle était la signification des intersections tendineuses qui traversent la largeur et

(1) OTTO. *Patho. anat.*, p. 244.
(2) MACALISTER. *Loc. cit.*
(3) TESTUT. *Loc. cit.*

l'épaisseur du muscle droit. Le nombre des intersections que l'on rencontre le plus fréquemment est de trois ou quatre : c'est à ce chiffre que nous nous sommes rangé.

Ce nombre peut être diminué ; c'est ainsi que Carpi décrivait seulement, comme nous l'avons déjà rapporté, deux intersections tendineuses.

Leur nombre peut, au contraire, être augmenté. M. Testut dit qu'il n'est pas rare d'en rencontrer cinq. M. Chudzinski (1) a publié un cas remarquable dans lequel le muscle droit était interrompu par six énervations ; l'observation de M. Chudzinski a trait à un nègre de Mozambique : la première intersection était située au-dessous de l'ombilic ; la deuxième, à son niveau ; la troisième, suivant la direction de la neuvième côte ; la quatrième sur le trajet de la huitième côte ; la cinquième répondait à la septième côte ; la sixième enfin était située à la hauteur du cartilage de la sixième côte et de l'appendice xiphoïde.

Nous n'insistons pas davantage sur les anomalies de nombre des intersections tendineuses ; il nous suffit de rappeler ce que nous avons déjà dit plus haut tant sur leur nombre que sur leur forme et leur développement. Les variations sont si grandes que ce qui frappe dans leur disposition, c'est leur extrême variabilité.

V. — Anatomie comparée.

a) *Poissons.* — Les poissons ne possèdent pas, comme la plupart des vertébrés supérieurs, une paroi abdominale

(1) CHUDZINSKI. *Revue d'anthropologie*, t. III, p. 418.

constituée par un système musculaire particulier. Il est inutile de rechercher, dans leur dissection, ni les muscles larges de l'abdomen, ni les muscles droits. Chez eux, la structure de la paroi abdominale inférieure ou ventrale offre une constitution plus simple. Elle est, en effet, la continuation directe de la masse musculaire qui recouvre dans la région caudale les arcs vertébraux inférieurs.

On sait que chaque moitié latérale du tronc des poissons est occupée par « une grande nappe musculaire, appelée *muscle latéral*, qui commence à la base des rayons de la nageoire caudale, par quelques tendons, et s'attache à l'occiput et tout le long de la ceinture de l'épaule (1) ». Chez les poissons osseux, il existe des prolongements des muscles latéraux qui s'étendent au bord antérieur de la face ventrale de la ceinture scapulaire jusqu'à l'os hyoïde. Ces prolongements sont appelés prolongements sterno-hyoïdiens.

A la surface du muscle latéral, on remarque un très grand nombre de stries tendineuses qui sont plus ou moins parallèles et transversales. Ces stries offrent une disposition différente, selon qu'on les examine à la partie antérieure ou bien à la partie postérieure du tronc. En avant, elles présentent une disposition simplement flexueuse : en arrière elles sont disposées en zigzags. Tout leur intérêt se trouve dans ce fait, de la plus haute importance au point de vue de l'anatomie comparée, qu'elles représentent les bords antérieurs de ligaments

(1) Siebold et Stannius. *Anatom. comparée*, trad. de l'all. p. Springet Lacordaire, t. II. Anim. vertébr., p. 58. Paris, libr. encycl. Roret, 1850.

étendus à travers toute la largeur du muscle, et qui le divisent en autant de segments qu'il y a de corps de vertèbres et de nerfs spinaux.

Il faut voir, dans cette disposition, une image de la vertèbre primitive type, telle qu'elle est conçue par les embryologistes, avec son arc postérieur ou arc neural et son arc antérieur ou arc hémal. Les ligaments transversaux du muscle latéral dont nous parlions tout à l'heure représentent, dès lors, les restes de l'arc hémal primitif.

Mais le muscle latéral du poisson présente généralement un sillon longitudinal médian qui le divise en deux portions : l'une dorsale, l'autre ventrale. Ces deux portions se correspondent parfaitement et sont symétriques. La moitié dorsale s'étend depuis le milieu des corps des vertèbres jusque sur les arcs vertébraux supérieurs ; la moitié ventrale part également du milieu des corps des vertèbres et s'étend sur les arcs vertébraux inférieurs. Dans la région abdominale, cette moitié ventrale s'étend sur les côtes qui sont d'ailleurs les prolongements des arcs vertébraux inférieurs.

En somme, il n'existe pas dans le muscle latéral des poissons de division en faisceaux qui pourraient être considérés, à la rigueur, comme les analogues des muscles dorsaux et interapophysaires que l'on rencontre chez les vertébrés supérieurs.

Nous avons dit que la masse musculaire qui constituait la paroi abdominale des poissons n'était pas disposée comme celle des autres vertébrés. Il existe, toutefois, dans certaines espèces, des dispositions macroscopiques qui servent pour ainsi dire de moyens de transition. Il peut arriver, comme chez le diodon, que le muscle latéral ne présente que des stries musculaires cutanées. Dans plusieurs espèces, les stries tendineuses peuvent manquer complètement. Chez d'autres enfin, et dans le nombre sont compris les branchiostomes et les myxinoïdes, il peut arriver que l'on rencontre de véritables muscles droits. On voit alors, chez les myxinoïdes qui ne possèdent pas de sternum, les muscles droits s'avancer de l'anus jusqu'à l'os hyoïde (1). Enfin l'apparition des muscles droits, chez les poissons, entraîne un raccourcissement de leurs muscles latéraux dans leur portion ventrale. Comme corollaire de ce fait, on peut dire que dans les espèces où les muscles droits ne se développent pas, — et nous avons déjà dit que c'était le cas de la majeure partie des poissons, en dehors des myxinoïdes et des branchiostomes, — ce sont les muscles latéraux qui se développent à leur place.

En définitive, nous avons étudié assez longuement la disposition du muscle latéral du poisson qui représente, en somme, la constitution musculaire de sa paroi abdominale. Nous tenions à rappeler cette disposition, intéressante au point de vue de l'anatomie comparée, parce qu'elle est le premier stade de l'évolution somatique, et partant le stade qui se rapproche le plus de la disposition primitive type. Il est vrai de dire, en effet, avec Gegenbauer, que les relations attribuées aux

(1) CARL GEGENBAUER. *Manuel d'anatomie comparée*, traduit sous la direction de Carl Vogt. Paris, Reinwald et Cⁱᵉ, édit., 1874. V. système muscul. du squelette, § 207, p. 671.

R.   4 muscles droits avec le groupe intercostal sont fondées sur la segmentation que déterminent chez eux les lignes tendineuses transversales (*inscriptiones tendineæ*) et qui sont liées aux segments vertébraux.

b) *Amphibiens*. — Les amphibiens ont des muscles droits. Ces muscles offrent plusieurs particularités qui montrent leurs relations de parenté avec les muscles droits des myxinoïdes. Nous avons vu, en effet, que l'absence de sternum chez ces poissons entraînait la continuité du muscle droit avec le sterno-hyoïdien. Cette continuité s'observe également chez les amphibiens, dont les muscles droits possèdent, en outre, cinq inscriptions tendineuses transversales (1).

c) *Reptiles*. — En arrivant aux reptiles, nous nous écartons peu de la disposition primitive type. Comme chez les poissons, il existe, chez les reptiles, deux muscles latéraux qui s'étendent inférieurement jusqu'à la ligne médiane de l'abdomen. Chacun d'eux est divisé, par un sillon longitudinal qui va de la tête à la queue, en deux portions : l'une abdominale, l'autre dorsale. Leur épaisseur diminue de haut en bas. On rencontre enfin sur leur surface externe et dans leur épaisseur des ligaments intermusculaires analogues aux stries tendineuses que l'on rencontre chez les poissons et qui partagent les muscles latéraux en autant de divisions transversales qu'il existe de vertèbres.

Cette analogie de disposition avec ce que l'on rencontre chez la majeure partie des poissons est spéciale aux

(1) CARL VOGT et ÉMILE YUNG. *Traité d'anatomie comparée pratique*, t. II, 19° livraison, p. 572. Paris, Reinwald et C¹⁰, 1893.

pérennibranches chez lesquels les muscles droits n'existent pas, ou bien sont confondus avec la portion abdominale du muscle latéral. Mais les muscles droits existent chez les salamandrines et les batraciens anoures. Ils s'étendent même très loin en avant et leur séparation d'avec les muscles sterno-hyoïdiens est incomplète.

Les muscles droits présentent de fortes intersections tendineuses dont le nombre est le même que celui des côtes. Chez les crocodiles, même, ces lignes tendineuses s'ossifient et représentent leurs prétendues côtes ventrales. Les sauriens présentent également des tendons intermusculaires dans leurs muscles droits. Enfin, chez les ophidiens, le muscle droit prend encore davantage le caractère d'un muscle intercostal antérieur, puisqu'il est coupé par chaque cartilage costal.

d) *Oiseaux*. — Chez les oiseaux, les muscles droits ont un volume supérieur à celui des autres muscles de l'abdomen ; leur développement est limité par les grandes dimensions du sternum. Une aponévrose réunit les deux muscles droits sur la ligne médiane.

e) *Mammifères*. — Chez la plupart des mammifères, les muscles droits ne sont pas limités à la région abdominale. Nous avons vu chez les poisons myxinoïdes, que le muscle droit se continuait, faute de sternum, avec le muscle sterno-hyoïdien. Au fur et à mesure qu'on s'élève dans l'échelle des vertébrés, le sternum prend des proportions plus considérables ; partant, le muscle droit s'élève moins haut ; il s'insère sur les côtes de moins en moins élevées. Mais, dans la majeure partie des mammifères, il conserve des insertions sur les

— 52 —

régions supérieures du tronc. Toujours, il s'élève plus haut que dans l'espèce humaine (1). Chez le cheval, par exemple, le muscle droit s'insère sur les quatre dernières côtes sternales. Chez le porc et le mouton, il atteint la troisième côte. Chez le daman, le muscle droit s'élève jusqu'à la troisième côte et à la partie correspondante de la face antérieure du sternum. Meckel (2) dit même que, chez un grand nombre de mammifères, le grand droit atteint la première côte. On trouve cette disposition chez la plupart des carnassiers, chez beaucoup de singes, tels que le magot, le papion, le ouistiti, etc., chez beaucoup de marsupiaux, tels que le kanguroo et la sarigue. C'est ce qui a lieu, enfin, chez le tatou, mammifère de la famille des édentés où le muscle droit de l'abdomen augmente de largeur au fur et à mesure qu'on se rapproche de son extrémité thoracique.

Quant aux intersections tendineuses, elles existent d'une façon générale chez les mammifères. Mais cette existence est irrégulière et soumise à des variations de nombre et de situation sur lesquelles il importe dès maintenant d'insister. Quelques mammifères, tels que les cétacés, la taupe et le hérisson, n'en possèdent pas. D'autres n'en ont que deux, par exemple le chat qui peut cependant présenter parfois trois intersections. Le blaireau, l'ours, présentent quatre intersections des muscles droits ; le mouton et le castor en offrent six ; le

(1) Testut. *Les anomalies musculaires chez l'homme expliquées par l'anatomie comparée*. 1884, p. 151.
(2) Meckel. *Manuel d'anatomie générale descriptive et pathologique*, Trad. par Jourdan et Breschet ; chez Baillière, Paris, 1825.

cochon domestique en présente huit. Enfin, on aurait rencontré jusqu'à neuf intersections tendineuses chez l'âne.

Chauveau (1) décrivant la structure de ces intersections tendineuses chez les animaux domestiques, dit que, chez les ruminants, le grand droit de l'abdomen est coupé d'intersections tendineuses plus marquées à sa face supérieure qu'à sa face inférieure ; tandis que, chez le cheval, les intersections fibreuses transversales sont disposées en zigzag. Ces intersections, très adhérentes à l'aponévrose du muscle petit oblique, mieux marquées et plus rapprochées les unes des autres en avant qu'en arrière, seraient produites par de petits tendons placés de distance en distance sur le trajet des faisceaux charnus qui sont rendus ainsi polygastriques.

Nous venons de voir la disposition des muscles droits de l'abdomen dans la série des vertébrés. Nous avons noté l'existence des intersections tendineuses dans ces muscles partout où il existent, sauf quelques rares exceptions. Il est intéressant de pouvoir conclure de cette étude que les intersections tendineuses du grand droit qui semblent diminuer de fréquence et surtout de nombre à mesure qu'on s'élève dans l'échelle des vertébrés, ne sont, comme le dit fort bien M. Testut, que des représentants, dans le voisinage de la ligne médiane antérieure, des coupures transversales marquées en arrière par les articulations des vertèbres entre elles, sur les côtés par les espaces intercostaux, et en avant, au-dessus

______

(1) CHAUVEAU. *Traité d'anat. comp. des animaux domestiques.* 4ᵉ édit. Paris, Baillière et fils, 1890. Livre I, p. 808.

dé l'abdomen, par les articulations des différentes pièces
du sternum.

IV. — Vaisseaux et nerfs.

La circulation des muscles droits de l'abdomen est
remarquable, disons-le tout de suite, parce qu'elle sert
de voie d'anastomose et de sûreté établie entre la circulation du membre supérieur et celle du membre inférieur.

Les artères qui vascularisent le muscle droit proviennent, en effet, de deux sources : l'une, la source supérieure,
se fait par l'intermédiaire de l'artère mammaire interne ;
l'autre, la source inférieure, se fait par l'intermédiaire
de l'artère épigastrique.

Il existe une troisième source, elle provient directement du tronc de l'aorte. Nous allons d'abord en dire
quelques mots et nous insisterons ensuite sur les relations
qui existent entre l'artère épigastrique et l'artère mammaire interne.

Le tronc de l'aorte, en traversant la cavité abdominale,
fournit des branches pariétales dont la ramification antérieure, ou artère lombaire, passe en arrière du carré des
lombes, parvient au côté externe de ce muscle et se divise
alors en deux rameaux. Ces deux rameaux cheminent :
l'un entre le transverse et le petit oblique, l'autre entre
le petit oblique et le grand oblique. Ils se prolongent
enfin jusqu'aux muscles droits, disent les auteurs classiques, où ils s'anastomosent avec des rameaux de l'artère
épigastrique.

L'artère épigastrique naît toujours, dit Jourdan (1), sur le côté interne de l'iliaque externe. Elle marche d'abord horizontalement en dedans, pendant un demi-pouce environ, entre la veine et l'arcade crurales. Puis, elle décrit un coude à concavité tournée en haut et en dehors dans lequel elle embrasse le canal déférent chez l'homme, le ligament rond de l'utérus chez la femme. Elle s'élève alors obliquement en haut et en dedans, derrière le canal inguinal, entre le péritoine et l'aponévrose transverse, encore appelée fascia transversalis à ce niveau. Elle se dirige ainsi vers le bord externe du muscle droit du bas-ventre, atteint ce bord et se place enfin sous la face postérieure du muscle où sa direction se rapproche de plus en plus de la verticale et où elle n'est plus recouverte que par le feuillet postérieur de la gaine du muscle droit.

Dans ce long et intéressant trajet, l'artère épigastrique fournit d'abord, normalement du moins, une artère spermatique externe ou branche funiculaire et un rameau transversal ou pubien. Ces deux collatérales naissent aux origines de l'artère épigastrique, bien en dehors de la gaine du muscle droit avec lequel elles n'ont aucun rapport. Un peu plus haut, naît un rameau anastomotique postérieur qui relie l'épigastrique à l'obturatrice, et très souvent sert de voie d'origine à cette dernière artère. Nous ne faisons que le citer.

Enfin, dans son trajet ascendant vertical compris

(1) Jourdan. *Encyclopédie anatomique.* Ouvrage traduit de l'allemand, t. III. Myologie et angéiologie, p. 548. Chez Baillière. Paris, 1843.

dans l'intérieur de la gaine du muscle droit, l'artère épigastrique, qui rampe d'abord sous la face postérieure du muscle, chemine ensuite dans son épaisseur où elle fournit des rameaux internes et externes. Quelques-unes de ces branches traversent le muscle et le feuillet antérieur de sa gaine, surtout au niveau de son bord externe, et viennent se perdre dans la couche cellulo-graisseuse sous-cutanée et la peau. D'autres vont arroser le bord interne des muscles larges et les téguments situés au-devant de la ligne blanche. Une grande partie s'anastomose avec les artères lombaires en dehors, et les ramifications de la branche interne ou abdominale de la mammaire interne en haut. Les anastomoses de l'épigastrique et de la mammaire interne sont des anastomoses par *inosculation*, c'est-à-dire qu'elles résultent de l'union à plein canal des ramifications de l'une de ces artères avec les ramifications de l'autre.

Cette autre artère, c'est, avons-nous dit, l'artère mammaire interne. « Née de la partie inférieure de la sous-clavière, l'artère mammaire interne se dirige verticalement en bas, croise l'extrémité interne de la clavicule et du premier cartilage costal derrière lequel elle passe, pénètre dans le thorax, longe le bord du sternum à huit millimètres en dehors duquel elle est placée, chemine entre le triangulaire du sternum qui est en arrière, et l'intercostal interne qui est en avant, puis, au niveau de la dixième côte, se divise en deux branches : l'une interne, continue la direction du tronc principal et va se perdre dans l'épaisseur du muscle grand droit où elle s'anastomose avec l'épigastrique, l'autre externe ou musculophrénique va s'épuiser dans le diaphragme (1) ». La première de ces branches seule nous intéresse. On l'appelle encore abdominale par opposition à la branche externe qui est appelée branche thoracique. Cette branche abdominale continuant son trajet primitif s'introduit dans la gaine du grand droit, chemine entre la face postérieure de ce muscle et le feuillet postérieur de sa gaine et pénètre enfin dans l'épaisseur des faisceaux charnus où elle s'anastomose, de la façon que nous avons indiquée, avec les ramifications supérieures de l'artère épigastrique.

De l'appareil veineux des muscles droits nous ne dirons qu'une chose, c'est qu'il est exactement disposé comme l'appareil artériel, et anastomosé comme lui ; mais toutes ses voies sont doubles et ne se réunissent en un seul tronc que quelques centimètres avant de se jeter : les veines épigastriques dans la veine iliaque externe, les veines mammaires internes dans le tronc veineux brachio-céphalique correspondant.

Il nous reste à signaler enfin, pour en avoir fini avec la circulation du muscle droit de l'abdomen, les voies lymphatiques de ce muscle et leurs ganglions aboutissants. Les auteurs classiques décrivent des lymphatiques épigastriques qui, nés des muscles de la paroi abdominale antérieure et spécialement du grand droit, accompagnent les vaisseaux épigastriques, sur les côtés des veines de ce nom, rencontrent au-dessus de l'anneau crural un ou deux petits ganglions qu'ils traversent et

(1) SEBILEAU. *Démonstrations d'anatomie*, p. 347. Chez Steinheil, Paris, 1892.

se terminent ensuite dans le ganglion iliaque externe moyen, c'est-à-dire celui qui occupe la face antérieure des vaisseaux iliaques externes.

Les vaisseaux mammaires internes sont également accompagnés par des canaux lymphatiques qui naissent dans la partie sus-ombilicale du muscle droit de l'abdomen. De là, dit Sappey, à qui nous empruntons cette description (1), ils montent verticalement, s'engagent entre l'appendice xiphoïde et le rebord du cartilage de la septième côte, sous lequel ils rencontrent un premier ganglion, puis pénétrant dans le thorax en suivant le trajet de l'artère et des veines mammaires internes. Après avoir traversé les ganglions échelonnés sur la direction de ces vaisseaux, ils vont s'ouvrir : ceux du côté gauche dans le canal thoracique, et ceux du côté droit dans la grande veine lymphatique.

En définitive, la circulation du muscle droit nous apparaît comme une grande voie de communication et d'anastomose établie entre deux points extrêmes de la circulation générale. Cette disposition a une importance physiologique considérable. Elle constitue une voie de sûreté qui peut assurer la vitalité d'un membre quand il est privé de ses canaux vitaux ordinaires.

Cette importance n'avait pas échappé aux anciens anatomistes, qui d'ailleurs en savaient aussi long que nous sur la disposition et le rôle physiologique de la circulation du grand droit de l'abdomen. On trouve, à

---

(1) SAPPEY. *Traité d'anatomie descriptive*, t. II, p. 865. Chez Adrien Delahaye, Paris, 1876.

ce sujet, dans les œuvres d'Ambroise Paré (1), des considérations qui sont d'une exactitude remarquable et qu'il nous a paru intéressant de rappeler :

« Ces dits muscles (il s'agit des muscles droits de
« l'abdomen) ont aussi en leur partie de dessous quatre
« veines et quatre artères, dont les unes viennent des
« parties supérieures, les autres des inférieures. Les
« supérieures, nommées mammillaires, descendent des
« axillaires par les parties latérales et inférieures du
« sternum, baillant tout le long de leur chemin petites
« portions de soi au médiastin et environ la quatrième
« et cinquième coste, aux mammelles, d'où elles pren-
« nent leur appellation : et le demeurant, sortant par
« les parties latérales du cartilage scutiforme, s'insèrent
« dans les dits muscles descendant jusque dans l'ombilic ;
« auquel endroit, s'unissent manifestement (j'entends
« veines avec veines, artères avec artères) avec les épi-
« gastriques, qui de la partie supérieure des iliaques
« montent de chaque côté par-dessus les dits muscles,
« jusqu'à la rencontre des quatre supérieures. » Et à
l'appui de son dire, A. Paré donne les moyens de se
rendre compte de cette disposition : « Et pour trouver
« l'union des dites veines et artères, à l'endroit où
« quelque peu dessus l'ombilic, il te faut suivre tant les
« supérieures qu'inférieures, bien autant dedans la chair,
« faisant couler le sang de haut en bas et de bas en haut,
« à mesure que les descouvriras, jusqu'à ce qu'ayant
« trouvé leur connexion, laquelle se sera apertement

(1) Ambroise Paré. *Loc. cit.*

« démontrée, si le sang coule de l'une en l'autre ; autre-
« ment, il sera impossible ou très difficile de l'aperce-
« voir pour la ténuité des vaisseaux exsangues : ce que
« nous n'aurons pu connaître par ci-devant. »

Il n'est pas jusqu'à l'explication de cette disposition des
vaisseaux des muscles droits que A. Paré n'ait cherché à
donner. Et son dire mérite d'être cité : « Quant à la
« nécessité de telle connexion des mammelles avec
« l'amarry (combien qu'aucuns s'en moquent), elle est
« toute manifeste en la nourriture de l'enfant, les nour-
« rices perdant leurs mois, lorsque le lait leur monte
« aux mammelles, et au contraire perdant leur lait, leurs
« mois leur coulent abondamment. Car, n'était cela, de
« quoi serait telle connexion de vaisseaux qui est depuis
« les mammelles jusqu'à l'amarry aux parties latérales
« duquel sont produites veines et artères de la racine
« des épigastriques? Car, à la vérité, les veines épigas-
« triques, lesquelles en montant rencontrent « les mam-
« millaires, ne vont à l'amarry mais sont fort pro-
« chaines et vont d'un même tronc avec l'hypogastrique
« venue de l'amarry. »

Quelle que puisse être la valeur de ces vieilles théories,
on doit dire avec Sappey (1) que les voies anastomo-
tiques comprises dans le grand droit de l'abdomen ne
diffèrent, sous aucun rapport, de celles qu'on observe
dans les autres régions de l'homme.

L'innervation des muscles droits est loin d'être disposée sur le même plan que leur vascularisation. Il

(1) Sappey. *Loc. cit.*

n'existe pas de nerfs accompagnant les vaisseaux mammaires ni les vaisseaux épigastriques. Il n'y a pas d'anastomoses nerveuses symétriques des anastomoses vasculaires contenues dans l'épaisseur du grand droit. D'ailleurs, on ne voit pas quelle pourrait être la signification d'une semblable disposition.

Mais tous les filets qui innervent le grand droit de l'abdomen proviennent directement de l'axe médullaire. Nous les classerons en deux groupes : l'un comprendra les sept nerfs intercostaux inférieurs, l'autre comprendra les branches nerveuses émanées du plexus lombaire.

Les sixième et septième nerfs intercostaux ne nous intéressent que par les quelques filets qu'ils envoient antérieurement à la partie toute supérieure du grand droit de l'abdomen. Il n'en est pas de même des quatre nerfs intercostaux suivants. Ces derniers, après avoir franchi les espaces celluleux qui séparent les muscles larges de l'abdomen, atteignent le bord externe du muscle droit. On les voit alors se diviser en deux branches dont l'une, premier rameau perforant antérieur, traverse d'arrière en avant le bord externe du muscle droit et vient se distribuer à la peau de la région, mais dont l'autre chemine profondément sous le muscle auquel elle fournit de nombreux filets et traverse finalement le bord interne du muscle sous le nom de deuxième rameau perforant antérieur. Quant au douzième nerf intercostal, sa terminaison au voisinage du muscle droit ressemble en tous points à celle des nerfs précédents. Ses connexions, à son origine, avec le plexus lombaire nous obligent seules à ne pas le classer avec eux.

Bien différentes, surtout dans leur origine, sont les branches nerveuses venues du plexus lombaire, qui se ramifient dans le muscle droit. Ces branches sont au nombre de deux. On les appelle grand nerf abdomino-génital et nerf abdomino-génital. Elles constituent les deux branches collatérales supérieures du plexus lombaire. Leur origine se fait dans l'épaisseur du psoas. Au sortir de ce muscle, ces deux branches cheminent obliquement en bas et en dehors entre la face profonde du carré des lombes et le péritoine. Elles s'engagent ensuite entre le petit oblique et le transverse et abordent la crête iliaque. A ce niveau, il y a bifurcation de chacun de ces nerfs en deux rameaux : l'un génital, l'autre abdominal. Le rameau abdominal seul nous intéresse. Celui du petit abdomino-génital se réunit à celui du grand abdomino-génital dont le volume est plus considérable, et les deux branches nerveuses ainsi fusionnées, continuant le trajet de leurs nerfs d'origine, cheminent entre les deux muscles obliques de l'abdomen qu'elles innervent. Elles arrivent enfin au niveau du grand droit vis-à-vis duquel elles se comportent de la façon que nous avons décrite pour les nerfs intercostaux.

Tel est le mode d'innervation des muscles droits de l'abdomen. Il serait intéressant de savoir, pour répondre à la façon dont nous avons envisagé ces muscles avec l'anatomie comparée, si chacun de ces segments nerveux appartient à un segment musculaire, primitif du grand droit. Mais cette étude sortait du plan que nous nous étions tracé dans notre travail, et nous ne l'avons pas poursuivie.

V. — Physiologie.

Nous étudierons la physiologie des muscles droits de l'abdomen dans deux chapitres différents : en premier lieu, nous traiterons de l'action générale de ces muscles ; en second lieu, nous insisterons sur l'usage de leurs intersections tendineuses.

ACTION GÉNÉRALE DES MUSCLES DROITS

L'action d'un muscle est tributaire des points de fixité de ce muscle. Nous avons vu que le grand droit de l'abdomen avait deux points fixes : l'un inférieur ou pubien, l'autre supérieur ou thoracique. Ce dernier est d'une fixité moindre que le point pubien. On sait, en effet, que le thorax est mobile sur la colonne vertébrale qui le supporte.

D'autre part, toute contraction musculaire diminue la longueur d'un muscle et tend à rapprocher l'un de l'autre les deux points extrêmes de ce muscle.

Dans le cas qui nous occupe, il va de soi que la contraction du grand droit de l'abdomen produira un rapprochement du thorax, point mobile, sur le bassin, point fixe. La première action du muscle droit sera donc de rapprocher le thorax du bassin, c'est-à-dire de provoquer la flexion du tronc sur le bassin.

Ce mouvement ne va pas sans une traction exercée sur les côtes qui s'abaissent en même temps que le muscle se raccourcit, et de concave qu'il était devient complètement droit. En conséquence, il comprime les viscères abdominaux qui lui sont sous-jacents et son action s'exerce pour ce motif à la fois sur la respiration et sur certaines fonctions des organes intra-abdominaux.

Dans la révolution respiratoire, il n'y a que l'expiration seule qui relève de l'action physiologique du muscle droit. On comprend aisément que l'inspiration soit absolument indépendante de cette action. Toutefois, ainsi que l'a magistralement écrit Duchenne (1) (de Boulogne), dans son magnifique volume de la *Physiologie des mouvements*, les muscles droits restent totalement étrangers à la respiration ordinaire. Mais, il résulte des expériences électro-physiologiques faites par Duchenne et des nombreux faits cliniques observés par lui, que les muscles abdominaux, et en particulier les muscles droits, ne se contractent que lorsque l'expiration exige de violents efforts. On doit en conclure que dans le cri et dans le chant le concours des muscles droits est absolument nécessaire.

Les muscles droits sont donc des muscles expirateurs, mais qui n'agissent que dans les fortes expirations.

La compression que ces muscles exercent sur les viscères abdominaux se résume dans ce fait qu'elle favorise la défécation, la parturition et la miction. Or, ces trois actes coïncident toujours avec un état d'expiration forcée. Le fait est d'observation journalière et confirme les assertions de Duchenne (de Boulogne).

Mais cette physiologie des muscles droits est en partie

---

(1) DUCHENNE (de Boulogne). *Physiologie des mouvements*, p. 678. Paris, Baillière et fils, rue Hautefeuille, 19, 1867.

celle des autres muscles de la paroi abdominale. L'étude de la physiologie des intersections tendineuses va nous en donner la preuve.

USAGE DES INTERSECTIONS TENDINEUSES

Au temps de Carpi (1), on pensait que les intersections tendineuses avaient pour but de diviser le muscle droit en autant de muscles particuliers ; et Carpi donnait, comme explication, qu'une fibre courte se contracte mieux qu'une fibre longue.

Telle fut l'opinion des anatomistes jusqu'à Riolan. Celui-ci la rejeta, disant que les fibres du muscle droit étaient uniques, sans former des groupes différents dans un même muscle. On crut encore que le muscle droit était une suite de muscles mis bout à bout, parce que chaque portion du muscle comprise entre les intersections recevait un nerf particulier. On pensa également que l'usage des énervations était de fortifier le muscle ou d'empêcher le gonflement qu'une partie charnue, aussi longue que le muscle droit, aurait formé pendant sa contraction, gonflement qui aurait pu blesser les viscères.

Il faut arriver à Bertin (2), dont les travaux d'anatomie ont fait loi au siècle dernier, pour trouver une étude définitive de l'usage de ces énervations. Nous insisterons sur les faits signalés par Bertin. Ils sont consacrés

(1) CARPI. *Loc. cit.*

(2) BERTIN. *Mémoire sur l'usage des énervations des muscles droits du bas-ventre,* in Histoire de l'académie des sciences, 1746, p. 393.

R.						5

par une étude minutieuse des énervations, de leurs rapports et de leur structure.

Bertin décrit, au début de son mémoire, la structure des énervations. Chaque énervation, dit Bertin, est un assemblage et un mélange des fibres tendineuses ou aponévrotiques des muscles droits et des muscles obliques. Voici d'ailleurs la remarquable description donnée par cet anatomiste :

« Les fibres qui s'avancent de la partie antérieure de
« la crête des os des iles, en s'approchant du bord du
« muscle droit, forment un écartement angulaire, de
« sorte que les unes montent et les autres descendent.
« Les fibres montantes s'avancent vers l'ombilic pour
« former le bas de la gaine, et les fibres descendantes
« vont en partie s'attacher à l'os pubis du même côté et
« passent en partie sur la surface antérieure du muscle
« droit, pour se continuer avec les fibres du petit
« oblique de l'autre côté ; elles se confondent aussi un
« peu avec l'aponévrose du grand oblique. De cet écar-
« tement il résulte un espace, depuis deux travers de
« doigt au-dessous de l'ombilic jusqu'à l'os pubis, dans
« lequel on ne voit presque aucune fibre du petit oblique,
« ni du transverse ; vers le bas de cet espace, la surface
« postérieure du muscle droit touche immédiatement
« la substance cellulaire qui se trouve sur le dehors du
« péritoine et qui recouvre la vessie. » Cette description
se complète par le passage suivant du même auteur :
« Les énervations sont produites, comme la ligne
« blanche, par tous les muscles larges du bas-ventre,
« excepté les transverses.... Le muscle droit devient

« ainsi un tendon des grands obliques qui deviennent
« eux-mêmes auxiliaires des muscles droits, en déter-
« minant l'action de ces muscles sur une grande étendue
« du bassin et de la poitrine, et sur des endroits aux-
« quels les muscles droits ne s'attachent point. »

Il est aisé de comprendre enfin que les fibres de la
lame antérieure du petit oblique venant s'unir intimement à celles des muscles droits, grâce aux intersections
de ces muscles, les muscles droits serviront aussi de
tendon aux muscles petits obliques pour agir sur la
poitrine.

Nous ferons remarquer, avant de terminer cette étude
physiologique, que l'aponévrose du grand oblique étant
distincte de celle du petit oblique en avant de la moitié
externe du muscle droit, a, par conséquent, moins de
connexions avec les énervations que celle du petit oblique.
Il s'ensuivra, comme conséquence directe, que le grand
oblique et le muscle droit sont moins associés dans leurs
mouvements que le petit oblique et le droit.

DEUXIÈME PARTIE

Cure radicale de la hernie ombilicale.

Avant de décrire dans tous ses détails le procédé de M. Quénu pour la cure radicale de la hernie ombilicale, il nous paraît utile de rappeler brièvement quelques-uns des procédés employés par les chirurgiens contemporains ; nous passerons en revue ceux des procédés qui se rapprochent le plus du procédé imaginé par notre maître. Une étude comparative nous permettra de conclure à la supériorité du procédé que nous défendons.

Cette seconde partie de notre travail sera donc divisée en deux chapitres ; le premier comprendra un rapide exposé de quelques procédés opératoires ; l'autre sera consacré à l'étude détaillée du procédé de M. Quénu ; et nous terminerons par la publication de deux observations inédites que nous devons à l'extrême obligeance de M. Quénu.

ÉTUDE DE QUELQUES PROCÉDÉS

On peut grouper sous deux formes principales la plupart des procédés de cure radicale de la hernie ombilicale, suivant que les chirurgiens contemporains se sont proposé pour but, ou la restauration de la paroi abdominale défoncée par la réduction de la hernie, ou l'omphalectomie d'emblée.

Parmi les premiers, nous citerons MM. Lawson Tait, Lucas-Championnière, Routier et Maydl ; parmi les seconds, nous rangerons MM. Hartmann, Le Dentu, Condamin (de Lyon). Une étude critique de tous ces procédés a été récemment publiée dans la très remarquable thèse du Dr H. Brodier, ancien chef de clinique chirurgicale de l'hôpital Necker (1). Nous renvoyons pour la description complète de tous les procédés de cure radicale de la hernie ombilicale à cet intéressant travail, au *Traité de la cure radicale des hernies*, par le Dr Lucas-Championnière, ainsi qu'au très savant article de M. le Dr Berger, dans le *Traité de chirurgie*. Les procédés anciens et nouveaux y sont exposés et critiqués avec une autorité et une impartialité indiscutables.

1º Procédés de Lawson Tait.

Premier procédé. — Le premier procédé employé par Lawson Tait a été lu par lui à la séance de la Société clinique et pathologique tenue à Birmingham, le 26 octobre 1883, et présidée par Lloyd Owen (2). Deux mois après, le

(1) BRODIER. *Quelques réflexions sur la cure radicale des hernies ombilicales.* Paris, Panot et Cie, thèse, 1893, nº 225.
(2) *Radicale cure of exomphalos* ; Birmingham and midland counties branch pathological and clinical section, 26 octobre 1883.

British medical Journal publiait le procédé du célèbre chirurgien anglais (1).

Il s'agissait de la cure radicale de hernies ombilicales étranglées.

Du jour où ce procédé fut mis en pratique, il ne fut plus question d'opération extrapéritonéale dans le traitement des hernies ombilicales. Le procédé consistait, en effet, à ouvrir largement le sac herniaire. Ne pas ouvrir le sac, disait Lawson Tait, c'est condamner le malade à être bientôt affligé d'une hernie plus volumineuse encore. Voici d'ailleurs, résumée par Lawson Tait lui-même, la pratique que cet auteur a suivie : « J'ai délibérément ouvert les sacs herniaires ombilicaux ou péri-ombilicaux, j'ai réduit l'intestin, j'ai sectionné l'épiploon adhérent, j'ai avivé les bords de l'anneau ou des anneaux herniaires, j'ai suturé ces bords par un fil de soie continu. J'ai ainsi exécuté la fermeture complète du sac et de l'anneau. Aucune mortalité n'est survenue à la suite de cette opération. »

Néanmoins, ce qu'il y a d'intéressant pour nous dans le procédé de Lawson Tait, c'est la façon dont il a traité les bords de l'anneau herniaire à la fin de l'opération, soit qu'il les avivât, soit ensuite qu'il les suturât l'un à l'autre. Or, Lawson Tait fut très justement préoccupé, dès ses premières tentatives, de la bonne suture des tissus fibreux de l'anneau, qu'il considérait comme le point le plus important de l'intervention. Non seulement il eut souci d'aviver soigneusement les bords de l'anneau

(1) LAWSON TAIT. On the radical cure of exomphalos. *British med. Journ.*, décembre 1883.

qu'il devait suturer, mais il voulut encore augmenter la surface d'avivement et par suite le champ de la suture. C'est dans ce but qu'il proposa le *dédoublement des tissus fibreux* qui forment le pourtour de l'anneau ; et l'on sait que cette pratique fut bientôt hautement préconisée par Zænger.

Le premier procédé de Lawson Tait peut être résumé de la façon suivante :

a) *Ouverture large du sac herniaire.*
b) *Réduction du contenu de la hernie.*
c) *Ligature et résection de l'épiploon.*
d) *Avivement des bords de l'anneau.*
e) *Suture des bords de l'anneau par un surjet à la soie.*

DEUXIÈME PROCÉDÉ. — *Tait-Zænger.* — L'importance du dédoublement des tissus aponévrotiques qui forment le pourtour de l'anneau, n'échappa point à Zænger, et les deux chirurgiens, allemand et anglais, se mirent à appliquer leur méthode, dont la technique opératoire est décrite dans le numéro 27 du *Centralblatt für Gynækologie* de 1890 (1).

Laissons la parole au chirurgien de Leipzig :

« J'ai eu, dans plusieurs laparotomies, l'occasion d'intervenir en même temps pour pratiquer la cure de petites hernies de l'ombilic. Je procède de la façon suivante : incision de l'ombilic et de l'anneau ombilical ; de chaque côté, *division de la lame fibreuse aponévrotique*

(1) ZÆNGER. Zur Radikal operation grosser, nicht einheklemmtez Næbebrüche. *Centralb. f. Gynæk.,* 1890, nº 27, p. 473 (Vortrag in der Sitzung der Gesellschaft für Geburtschilfe zu Leipsig, vom october 1889).

de la ligne blanche en deux *plans superposés* ; cette division est pratiquée à l'aide d'une incision profonde d'environ un centimètre, incision portant sur la tranche de la plaie fibreuse et suivant un plan parallèle au péritoine pariétal, à la paroi. La plaie qui en résulte, et qui occupe la place de l'ombilic fibreux peu vasculaire, est fermée par une suture à la soie..... J'ai pratiqué trois fois la cure radicale de cette manière pour de grosses hernies ombilicales. »

Il s'agit donc, d'après Tait et Zænger, d'établir un clivage de l'anneau fibreux de la hernie. L'anneau fibreux se trouve ainsi divisé en deux plans : un plan fibro-péritonéal et un plan fibro-cutané. Chacun de cés deux plans doit être ensuite réuni à son congénère du côté opposé.

Il résulte, en vérité, d'une telle opération, que l'avivement présente une plus grande étendue, que la suture du plan fibro-péritonéal détermine dans la cavité péritonéale la production d'une crête médiane qui divise l'effort des viscères abdominaux, contre la paroi, en deux courants latéraux par rapport à l'ombilic, que les muscles et les ligaments ont conservé leurs insertions au pourtour de l'anneau. Disons, toutefois, que tous les anneaux fibreux ne sont pas propres à ce dédoublement. Chez les uns le dédoublement est impraticable, chez les autres les deux lambeaux de dédoublement, une fois qu'ils sont isolés, ne sont plus à même de consolider la paroi. Le procédé de Tait-Zænger n'est donc pas applicable à toutes les hernies ombilicales ; dans les cas où il est applicable, il paraît avoir donné de bons résultats.

2° Procédé de Lucas-Championnière.

De ce procédé, dont la description totale ne cadre pas avec les limites de notre travail, nous ne rappellerons que les points en rapport avec notre sujet (1).

En dehors de la destruction du sac séreux de la hernie ombilicale que Lucas-Championnière pose en principe, en dehors de la résection aussi étendue que possible de l'épiploon, que l'auteur conseille de pratiquer, il est une troisième indication dont l'intérêt est pour nous de premier ordre.

Le chirurgien de l'hôpital Saint-Louis établit, en effet, qu'il convient de supprimer l'orifice ou le canal de la paroi abdominale, de constituer à sa place une cica-trice puissante et solide, supportant le choc des viscères habitués à forcer la paroi à ce niveau.

La restauration de la paroi abdominale comprend deux temps bien distincts : a) il faut, en premier lieu, suturer l'orifice ombilical, soit que la suture porte exclusivement sur les tissus fibreux de la ligne blanche, si l'incision a été faite sur la ligne médiane, soit que la suture porte sur des tissus fibreux et musculaires, si l'incision a été faite latéralement. Dans ce dernier cas, la suture devra comprendre le feuillet antérieur de la gaine aponévrotique, son feuillet postérieur et le muscle qu'ils recouvrent. Mais dans les deux cas, cette suture doit être une suture à *points séparés*.

(1) LUCAS-CHAMPIONNIÈRE. *Cure radicale des hernies*, ch. IV, p. 48, Paris, 1892.

b) Il faut, en second lieu, suturer la paroi **abdominale.**
Lucas-Championnière se comporte comme s'il s'agissait
d'une plaie d'ovariotomie ; on fait d'abord les *sutures
musculaires* à points séparés, en nombre variable et
destinées à donner plus de solidité à la paroi ; puis on
pratique la *suture cutanée,* aux crins de Florence. Les
points superficiels de cette suture doivent être aussi
nombreux que les points profonds, et alterner les uns
avec les autres. Le drainage est facultatif ; il s'impose
chez les personnes obèses.

Au total, la restauration de la paroi abdominale dans
le procédé de Lucas-Championnière consiste en une
suture à trois étages, destinée à renforcer la paroi au
niveau de la hernie ; il y a une différence notable entre
ce manuel opératoire et celui de Tait-Zænger.

8° Procédé de M. Routier (1).

Loin de s'attarder à multiplier les plans de suture
au-dessus de la hernie réduite, M. Routier se contente
d'établir un seul plan de suture dans lequel se trouve
comprise toute la paroi abdominale, sans excepter le
péritoine.

Cette méthode est tout entière opposée à celle que
semblent préférer aujourd'hui les chirurgiens et qui consiste dans la multiplication des plans de suture. Nous ne
nous occupons pas de la conduite tenue par M. Routier

---

(1) BARRIER. *De la cure radicale des hernies ombilicales.* Th.
Paris, 1888.

vis-à-vis de l'anneau ombilical et du sac herniaire : ce serait sortir du cadre que nous nous sommes imposé.

Nous ne rappelons pas non plus les méthodes de MM. Berger, Terrier et Socin; les divergences portent principalement sur la dissection du sac et l'ouverture de l'anneau, que M. Terrier fend crucialement.

4° Procédé de Maydl (1).

La consolidation de la paroi abdominale est obtenue par la superposition de quatre couches suturées dans l'ordre suivant :

Premier plan. — Plaie péritonéale.

Deuxième plan. — Lèvres postérieures des gaines des muscles droits.

Troisième plan. — Corps musculaires et les lèvres anté-rieures des gaines aponévrotiques.

Quatrième plan. — Plaie cutanée.

Qu'il s'agisse donc du procédé de Tait-Zœnger ou de ceux de Lucas-Championnière, Routier et Maydl, la cure radicale de la hernie ombilicale est toujours sous la dépen-dance de la restauration de la paroi abdominale, et nous voyons que ces différents auteurs ont tous eu pour but final d'en rechercher la consolidation; c'est d'ailleurs à ce point de vue surtout que leurs procédés peuvent le mieux se distinguer.

(1) Maydl. *Vien. med. Press.*, n° 40, 1886.

5° Omphalectomie.

Aucun des procédés que nous venons d'exposer sommairement ne nécessite l'ouverture de l'abdomen : il n'en sera plus de même de ceux qu'il nous reste à passer en revue.

L'*omphalectomie*, la résection de l'ombilic, entraîne l'ouverture de la cavité abdominale; c'est une véritable laparotomie que l'on pratique.

L'omphalectomie a été employée dès 1845 par Hutin; Spencer Wells et Lucas-Championnière l'ont également employée, mais dans une opération autre que celle d'une hernie ombilicale. En tant que méthode générale pour la cure radicale de la hernie ombilicale, l'omphalectomie est de date toute récente. Trois principaux procédés doivent êtres décrits : ce sont ceux de MM. Hartmann, Condamin et Le Dentu.

A. — Procédé de M. le Dr Hartmann.

Quand M. Hartmann opère une cure radicale de hernie. de l'ombilic, il a pour règle de faire d'abord une incision latérale sur la paroi fibro-musculaire de l'abdomen. Il lui est ainsi facile de poursuivre l'épiploon, de la cavité abdominale vers l'extérieur, c'est-à-dire vers le sac herniaire. Rien de plus simple alors que de réséquer cet épiploon, aussi haut que possible, du côté de sa portion adhérente. Cela fait, M. le Dr Hartmann achève l'excision de l'anneau, et il fait ensuite la restauration de la paroi abdominale par la suture de trois plans superposés.

B. — Procédé de M. le Dr Condamin (de Lyon) (1) et (2).

M. Condamin, professeur agrégé à la Faculté de médecine à Lyon, a publié, dans les *Archives provinciales de chirurgie*, de 1892 et 1893, deux articles très approfondis sur un procédé de cure radicale de la hernie ombilicale.

Le premier article a pour titre : De l'*omphalectomie et de la suture à trois étages dans la cure radicale des hernies ombilicales*. — Le titre seul indique suffisamment qu'il y a deux temps principaux dans cette opération : la résection de l'ombilic et la reconstitution de la paroi abdominale.

M. Condamin estime, en effet, que l'omphalectomie doit être faite pour permettre une bonne restauration de la paroi et pour détruire complètement l'infundibulum ombilical qui constitue un appel à la récidive. Voici enfin, sommairement indiqués, les différents temps de la cure radicale de la hernie ombilicale telle que l'a proposée M. Condamin.

Premier temps. — On fait une incision périombilicale double entourant la totalité du pédicule herniaire, remontant et descendant à 3 ou 4 centim. au-dessus et au-dessous de l'ombilic. Après avoir incisé la peau, on empiète

(1) R. Condamin. *De l'omphalectomie et de la suture à trois étages dans la cure radicale des hernies ombilicales*, études des indications et de quelques procédés opératoires récents. *Arch. provinc. de chirurgie*, 1892, sept., n° 8.

(2) R. Condamin. De la cure radicale des hernies ombilicales par l'omphalectomie totale, nouvelles observations. *Arch. provinc. de chirurgie*, 1893, juin, n° 2.

latéralement sur le dédoublement de l'aponévrose des droits, jusqu'à ce que les bords de ceux-ci soient visibles, et l'on continue la dissection pour enlever le péritoine qui forme le sac et tapisse la face profonde de l'anneau.

Deuxième temps. — L'ombilic étant enlevé, s'il s'agit d'une hernie simple, ou bien étant libéré de l'épiploon et des adhérences intestinales, s'il s'agit d'une hernie étranglée, on régularise les surfaces de section et l'on passe deux gros fils métalliques aux extrémités de l'incision.

Troisième temps. — Un aide tire alors sur les deux fils, et l'on commence la suture du péritoine si l'écartement transversal n'est pas trop considérable ; sinon, on fait précéder cette suture du passage de fils profonds qui serviront à rapprocher les surfaces cruentées, et l'on suture, de la sorte, les trois plans superposés que voici :

a) Suture du péritoine en surjet à points passés, à la Doyen, avec arrêt du fil de soie à l'extrémité inférieure de la plaie, par le procédé de M. Condamin (1).

b) Suture du second plan intéressant, si c'est possible, les deux aponévroses antérieure et postérieure des droits, mais intéressant surtout le feuillet profond qui constitue les tendons transversaux des muscles de la paroi abdominale. On suit ici le même procédé de suture que pour le péritoine ;

c) Suture enfin de la peau, à points entrecoupés, avec fil métallique, et, si cette couche est très épaissie, on fait alternativement un point profond et un point superficiel.

Il y a donc deux points particulièrement importants dans l'application de ce procédé :

1° La résection large de l'ombilic fibreux, c'est-à-dire l'ouverture simultanée des gaines des muscles droits de l'abdomen ;

2° La suture musculo-aponévrotique, et spécialement l'affrontement de la couche aponévrotique profonde.

C. — PROCÉDÉ DE M. LE PROFESSEUR LE DENTU.

Le procédé mis en pratique par le professeur Le Dentu comprend la série des opérations suivantes :

a) *Inciser les téguments.* — Il faut faire, pour cela, une incision longitudinale, médiane par rapport à la tumeur herniaire, et s'étendant franchement d'un point circonférenciel voisin de la base de la tumeur au point diamétralement opposé.

b) *Ouvrir le sac herniaire.* — La paroi du sac est attirée légèrement à l'aide d'une pince et l'ouverture du sac est faite au bistouri en dédolant. L'orifice pratiqué, le sac est ensuite fendu sur toute sa longueur par une incision parallèle et sous-jacente à l'incision des tissus.

c) *Réséquer ensuite l'épiploon* et le lier auparavant par le procédé que recommande M. le professeur Le Dentu, mais dans les détails duquel nous n'avons nullement à rentrer ici.

d) *Faire l'omphalectomie* en ayant soin de découvrir d'abord le pourtour fibreux de l'anneau, de disséquer le sac et de l'isoler de façon à mettre à nu la paroi fibro-musculaire, surtout dans la région sus et sous-ombilicale. On excise alors l'anneau, comme le fait M. le professeur Le Dentu, en sorte que la portion réséquée comprend, non seulement le pourtour de l'anneau, mais encore une portion de la paroi sus et sous-ombilicale. On obtient donc ici une vraie plaie de laparotomie qu'il ne reste plus qu'à suturer comme une plaie abdominale ordinaire. Et voici comment M. le professeur Le Dentu pratique cette suture.

e) *Suturer la paroi.* — On établit d'abord une suture qui comprend la couche musculo-aponévrotique et la couche péritonéale à l'aide d'un surjet que l'on peut pour ainsi dire appeler *surjet aponévro-musculo-périto-néal* (1). On réséque ensuite un lambeau cutané, semi-ellipsoïde, allongé de chaque côté des lèvres de la plaie superficielle. Cette résection régularise l'incision et supprime la peau mince que l'on observe au-devant de la tumeur herniaire. Les deux lèvres cellulo-cutanées sont avivées et réunies par une suture à points séparés.

Le professeur Le Dentu établit donc dans la répara-tion de la paroi abdominale à la suite de la cure radicale de la hernie ombilicale, deux plans de suture dont l'une *péritonéo-fibro-musculaire*, est profond, et dont l'autre, *cutanéo-cellulaire*, est superficiel. Ce mode de réparation reconstitue évidemment la paroi abdominale dans toute son intégrité.

Nous avons déjà dit que l'omphalectomie était, avant tout, une laparotomie. Nous avons rappelé avec M. Con-damin, qu'il était nécessaire de réséquer l'ombilic pour obtenir une bonne réparation de la paroi abdominale. Néanmoins, nous allons voir maintenant qu'il est pos-

---

(1) BRODIER. *La cure radicale des hernies ombilicales*, p. 43, thèse de Paris, 1893.

sible de refaire une paroi abdominale solide et indemne de toute éventration sans avoir absolument recours à l'omphalectomie.

D. — LE PROCÉDÉ DE M. QUÉNU.

Dans l'exposition des procédés de cure radicale des hernies ombilicales mis en pratique avant le procédé que nous allons maintenant décrire, nous avons tenu à insister surtout sur la façon dont les chirurgiens avaient pris soin de restaurer la paroi abdominale défoncée du fait même de la présence de la hernie et du fait de sa réduction. Nous avons déjà fait remarquer, d'ailleurs, que ce mode de restauration, sur lequel les auteurs que nous avons cités ont tous divergé, était le point qui présentait pour nous le plus grand intérêt. C'est en effet, M. Quénu l'a dit lui-même, dans la réparation de la paroi abdominale que résident toute la nouveauté et tout l'intérêt du sujet que nous allons traiter.

Néanmoins, il ne nous paraît pas inutile de rappeler en quelques mots le premier temps de la cure radicale de la hernie ombilicale, temps de la réduction qui est commun à tous les procédés quels qu'ils soient. Dans notre exposé, nous suivrons donc les différentes manœuvres de M. Quénu quand il opère la hernie ombilicale. Nous les suivrons pas à pas dans l'ordre même où nous avons vu notre maître les pratiquer.

Ce chapitre comprend donc : 1° la réduction de la hernie ; 2° la restauration de la paroi abdominale.

1° *Réduction de la hernie.*

Après avoir incisé la peau, puis la couche cellulo-graisseuse épaissie, surtout sur les côtés, on se trouve en présence du sac herniaire et de son contenu. Comment va-t-on traiter le sac ? Comment va-t-on traiter son contenu? Il s'agit d'abord d'ouvrir le sac et de traiter son contenu comme il convient, c'est-à-dire de supprimer toute connexion entre le contenant et le contenu. On verra, par exemple, dans la première observation, que l'épiploon était libre dans son enveloppe séreuse, mais qu'il y avait adhérence du moignon épiploïque avec le collet du sac et que, dans ce cas-là, M. Quénu dut dégager soigneusement le pédicule épiploïque. D'autres fois, le sac étant ouvert, l'épiploon apparaît chargé de graisse, présentant à son bord libre une série de franges qui le réunissent au sac

Quoi qu'il arrive, le premier résultat que l'on doit obtenir, c'est l'indépendance absolue du sac herniaire et de son contenu. Cette libération du contenu doit être faite avec la plus extrême prudence : l'épiploon se présente sous des aspects et avec des rapports très variables ; sa mise en liberté et toujours un temps délicat de la cure radicale de la hernie ombilicale.

Pour ce qui concerne la conduite à tenir vis-à-vis de l'épiploon ainsi dégagé, M. Quénu est partisan de la résection épiploïque. Toutes les fois que la réintroduction de la masse épiploïque nécessite l'agrandissement de l'orifice herniaire, il ne faut pas hésiter : la résection s'impose. Dans les cas où la masse épiploïque est très volumineuse, voici comment se comporte notre maître. Il étale l'épiploon sur une compresse parfaitement aseptique, sortant d'un autoclave, par exemple; puis il étale ses ligatures à une certaine distance du point où il veut couper le pédicule épiploïque, passant à travers de son pédicule une série de fils de soie, plate et forte, d'une asepsie parfaite, comme s'il se trouvait en présence d'un large pédicule ovarien. Avec le plus grand soin, en plaçant des pinces à forcipressure sur chacun de ses fils pour ne pas se tromper dans cette ligature en chaîne, M. Quénu croise soigneusement chaque anse avec l'anse voisine ; il serre fortement chacune des ligatures, et s'assure bien que toute la masse est bien embrassée par les liens. M. Quénu sectionne alors en avant du pédicule ; et, après s'être assuré à plusieurs reprises que l'hémostase est parfaite, qu'aucun suintement de sang ne souille le moignon épiploïque, il réintègre le pédicule dans l'abdomen.

Si cette réintégration était difficile, M. Quénu conseille de débrider légèrement l'anneau herniaire, par l'une de ses extrémités.

Après avoir placé un tampon aseptique, fixé dans une pince hémostatique, à l'entrée de l'orifice herniaire, dans le but d'éloigner de cet orifice et le moignon épiploïque et quelque anse intestinale, M. Quénu procède à la dissection du sac herniaire : c'est le deuxième temps de son opération.

2° *Dissection du sac.*

Cette dissection ne doit pas être faite, d'après notre maître, avec le doigt, qui dilacère les tissus et les contusionne toujours ; il faut s'armer de ciseaux courbes, et décoller le sac de toutes ses adhérences, progressivement, sans se hâter, en évitant de le sectionner en aucun point, ce qui rend la tâche plus difficile. La dissection doit être poussée jusqu'à ce que l'on aperçoive, de toutes parts, tant à la partie supérieure qu'à la partie inférieure et sur les côtés, la face profonde de l'aponévrose abdominale, que nous avons vue constituée à ce niveau par l'aponévrose du muscle transverse, uni au feuillet postérieur de l'aponévrose du muscle petit oblique.

M. Quénu attache une grande importance à ce temps opératoire. Il se rend exactement compte des limites du sac herniaire ; et, seulement après s'être bien assuré qu'il en a atteint la périphérie, il le résèque au niveau du collet.

Cette résection faite, M. Quénu suture le plan fibroséreux d'un côté au plan fibro-séreux du côté opposé, soit par des points séparés, soit par un surjet.

Jusque-là, sauf quelques points de détail qui assurent le succès de l'opération, la manière de faire de M. Quénu diffère peu de celle des autres chirurgiens : l'opération est parfaitement réglée, tous les temps en sont bien distincts ; toutes les précautions sont prises pour que l'asepsie soit facilement applicable dans toute sa rigueur. Que reste-t-il à faire ?

Le plus important de la besogne : la restauration de la paroi abdominale. Les procédés que nous avons passés en revue n'ont pas donné tous les résultats qu'en attendaient leurs auteurs ; seule l'omphalectomie n'a pas donné tant d'insuccès ; mais l'omphalectomie est toujours une opération grave, puisqu'elle nécessite une véritable ouverture du péritoine. Bien que la laparotomie soit devenue de pratique journalière, il nous semble préférable de ne l'employer qu'en dernière ressource. Voyons donc si le procédé de M. Quénu, qui n'ouvre pas le péritoine, donne une restauration aussi parfaite de la paroi que l'omphalectomie totale ou partielle. Dans ce cas, nous n'hésiterons pas à la conseiller comme opération de choix, car entre deux méthodes de cure radicale, l'une qui guérit sans ouverture du ventre, et l'autre qui nécessite une ouverture large de la cavité péritonéale, le doute n'est pas permis : la première a la préférence.

3° Restauration de la paroi abdominale.

Cette restauration de la paroi abdominale est toute spéciale ; de toutes pièces, elle a été imaginée par M. Quénu, qui l'a appliquée deux fois avec le plus grand succès. Voici en quoi elle consiste.

A une petite distance de l'anneau ombilical, agrandi ou non pour la réintégration du contenu herniaire, M. Quénu décrit une incision circulaire ou légèrement elliptique. Il a soin de faire passer cette incision à une distance telle, en dehors de la ligne médiane, qu'elle tombe sur la gaine des muscles droits. Cette gaine se trouvé donc naturellement ouverte. On obtient ainsi deux lèvres aponévrotiques, l'une interne et l'autre externe, entre lesquelles est placé le muscle droit.

M. Quénu réunit l'une à l'autre les deux lèvres internes de l'aponévrose, en les accolant par leur ace superficielle. Il superpose de la sorte un second plan fibreux au-dessus du premier plan séro-fibreux constitué tout à l'heure par la suture préalable du péritoine et du feuillet profond de la gaine des droits.

M. Quénu décolle alors, avec le doigt, le corps charnu du droit de l'abdomen de la gaine fibreuse dans laquelle il est enfermé, et il a soin de poursuivre ce décollement dans une certaine étendue. Bientôt les deux muscles droits se trouvent dégagés de toute adhérence avec leur gaine et libres dans son intérieur. Cette liberté permet, sous l'influence d'une traction transversale légère, de ramener facilement les bords internes des deux muscles droits au contact l'un de l'autre, par un sensible glissement latéral. Il faut alors fixer par une bonne suture en surjet les deux bords internes des muscles droits amenés au contact par ce glissement latéral de la masse charnue des droits.

Pour donner à cette suture musculaire une résistance parfaite, pour éviter ces déchirures inévitables que l'on obtient en suturant les fibres charnues des muscles, M. Quénu se sert des intersections aponévrotiques des droits. Nous avons établi qu'une de ces intersections se trouvait constamment à la hauteur de la cicatrice ombilicale ; c'est de cette intersection que M. Quénu se sert pour donner à sa suture musculaire une résistance à toute épreuve. Les fibres aponévrotiques qui constituent ces intersections sont très solides ; il est aisé, en les prenant dans l'aiguille, de s'en servir pour amener au contact les bords correspondants des droits ; plus l'aiguille passe en dehors de la ligne médiane, plus l'épaisseur musculaire qui se trouvera en avant de la cicatrice herniaire sera grande, et plus la solidité de votre paroi sera augmentée.

Ce temps opératoire est des plus faciles ; nous le répétons, la présence d'une intersection solide et large à la hauteur de l'ombilic est constante ; le chirurgien rencontrera donc toujours du tissu fibreux en face de l'ombilic, qui lui permettra de faire une suture musculaire vraiment efficace.

Au cas où l'anneau aurait été débridé par en haut, le chirurgien pourrait encore se servir de l'intersection moyenne pour accoler par leur partie supérieure les bords des droits. Notre étude de la situation topographique des intersections tendineuses n'a donc pas été inutile.

Enfin, à ces trois plans dont la solidité nous paraît indiscutable, M. Quénu en ajoute un quatrième en suturant les bords externes des feuillets antérieurs ou superficiels de la gaine des muscles droits qu'il avait excisée tout à l'heure. Puis il suture le tissu cellulaire et la peau.

En définitive la technique du procédé de M. Quénu peut, semble-t-il, se résumer de la façon suivante : il faut établir tout d'abord, au-devant de la cavité abdominale, un premier plan fibro-séreux en suturant le péritoine et sa doublure d'un côté aux parties semblables du côté opposé. Il faut ensuite ouvrir la gaine du muscle droit de l'abdomen, suturer les bords internes des feuillets antérieurs à la gaine des droits en les adossant, libérer sur une certaine étendue le muscle adhérent à sa gaine, suturer entre eux les muscles, et lier entre eux les bords externes des lames aponévrotiques de la gaine des droits.

On obtient ainsi une paroi abdominale complètement reconstituée et qui est pour ainsi dire copiée sur la nature. De plus, l'opération ne s'accompagne d'aucun délabrement; on y décolle très peu; elle fait donc une plaie très bien disposée pour la réunion par première intention.

Nous avons vu Quénu l'exécuter deux fois, et avec succès. Ce sont les deux observations que nous rapportons, et par la relation desquelles nous allons terminer notre travail.

OBS. I. — *Hernie ombilicale récidivée après une première opération. Cure radicale. Guérison.*

Valentine D..., âgée de 23 ans, institutrice.

Antécédents héréditaires. — Le père et un oncle de la malade ont eu une hernie ombilicale.

Antécédents personnels. — Il y a dix-huit mois que la malade a vu apparaître une petite hernie au niveau de l'ombilic. A cette époque-là, la malade se trouvait être au sixième mois d'une deuxième grossesse. Auparavant, elle ne s'était aperçue de la présence d'aucune grosseur anormale siégeant à l'ombilic, mais elle attribua bientôt son hernie aux vomissements qu'elle eut depuis la sixième semaine de sa grossesse jusqu'à la fin.

Au début, la hernie avait environ le volume d'une noisette, volume qui augmenta peu à peu dans la suite, jusqu'à atteindre le volume d'un œuf. Cette hernie n'était pas réductible, elle n'occasionnait aucune douleur à la pression, à moins toutefois que la pression exercée ne fût trop forte.

La hernie, dit la malade, siégeait exactement au niveau de l'ombilic. La malade répète qu'elle l'attribua alors aux tiraillements d'estomac, aux crises de gastralgie accompagnées de nombreux vomissement dont elle fut affectée pendant le cours de sa grossesse.

On était au mois d'août 1892, la malade rentra à l'Hôtel-Dieu pour se faire opérer. Ce fut M. Walther qui fit l'opération. Dans la suite, il y eut un point de suppuration juste au niveau de l'ombilic, et cette suppuration dura trois mois. A la suite de cette opération, la malade porta une ceinture avec pelote.

Néanmois, quatre mois plus tard, la malade vit apparaître une nouvelle tumeur au niveau de l'ombilic. Cette tumeur, petite et molle au début, grossit graduellement et acquit bientôt le volume qu'elle présente aujourd'hui. C'est donc pour faire opérer de nouveau cette hernie, que la malade est entrée à l'hôpital Cochin

État de la malade. — A son entrée, la malade présente une tumeur de la grosseur d'une mandarine et qui est située un peu à gauche de la ligne médiane. Cette tumeur présente les caractère suivants : elle est molle, on peut très facilement la faire entrer tout entière dans la cavité abdominale. Quand la tumeur est ainsi rentrée, on sent alors à son niveau, dans l'épaisseur de la paroi, un orifice arrondi dont le diamètre est assez grand pour permettre à l'index de pénétrer dans son intérieur. Cet orifice, qui est l'orifice de la hernie, présente des bords tranchants. Il est situé un peu à gauche de l'ombilic.

Opération. — La malade, convenablement préparée, est mise sous le chloroforme le 29 janvier 1893.

Premier temps : Réduction de la hernie. — M. Quénu fait une incision médiane offrant une longueur de 8 centim.

environ, et s'étendant d'une hauteur de 4 centim. au-dessus de l'ombilic pour aller jusqu'à 4 centim. au-dessous de lui.

Après avoir incisé les différentes couches qui recouvrent le sac lui-même, on tombe sur l'épiploon qui est adhérent de tous les côtés dans l'intérieur du sac herniaire. L'épiploon est libéré avec les doigts, et on en résèque quelques centimètres sur lesquels on place des fils de soie.

Mais lorsque l'épiploon est rentré, on aperçoit l'intestin, et l'on ramène de l'épiploon devant cet intestin pour le protéger.

Deuxième temps : Reconstitution de la paroi. — Le sac est alors fermé, comme on ferme le péritoine dans une laparotomie. On fait une ligature en chaîne, parce que l'ouverture du sac est très large. Le pédicule est alors maintenu avec des pinces, et l'on isole, avec le bistouri, les ciseaux et le doigt, la face externe du sac qui présente des adhérence avec l'aponévrose. De cette façon, on ne conserve qu'un sac séreux, et l'on met bien à découvert l'aponévrose de la ligne blanche à droite et à gauche du sac. Le sac est enfin sectionné au-dessus de la ligature, et rentré dans la cavité abdominale. La ligne blanche est alors reconstituée.

La paroi abdominale est reconstituée de la façon suivante :

1° Suture fibro-séreuse;

2° Incision circulaire au-delà du pourtour de l'anneau herniaire. La gaine du droit est ainsi ouverte des deux côtés.

3° M. Quénu suture alors les deux lèvres internes de l'aponévrose ainsi circonscrites, et il les accole par leur face superficielle.

4° Glissement latéral des muscles droits dégagés de leurs adhérences, et suture de ces muscles à l'aide d'une forte intersection aponévrotique que l'on rencontre juste à la hauteur de l'ombilic.

5° Par dessus ces plans, M. Quénu fait glisser en dedans les lèvres externes de l'incision circulaire aponévrotique et ils les amène par une suture à points séparés au-devant de tout le moignon déjà constitué.

6° Après résection de la peau et du tissu cellulo-graisseux sous-cutané sur une longueur de 6 à 8 centim. de chaque côté et sur une largeur de 2 centim. environ, M. Quénu suture alors la peau avec des crins de Florence.

Pansement compressif à la gaze iodoformée avec ceinture de flanelle.

Suites de l'opération. — 30 janvier. Depuis hier, la malade a vomi vingt-deux fois.

1er février. La malade va bien.

Le 2. On enlève aujourd'hui les fils profonds. La malade est en très bon état, mais présente cependant quelques râles de bronchite.

Le 14. La plaie est aujourd'hui complètement cicatrisée.

Le 16. On supprime le pansement de la malade, à laquelle on ne laisse qu'une ceinture de flanelle.

Le 27. La malade sort complètement guérie.

Dans l'une de ses leçons faite à l'hôpital Cochin, au mois de décembre 1893 (1), M. Quénu a pu donner des nouvelles de cette malade dont l'opération, faite dix mois auparavant, avait toujours conservé d'excellents résultats.

Obs. II. — *Hernie ombilicale. Cure radicale. Guérison.*

Amélie L...., marchande de vins, est âgée de 51 ans.

Antécédents personnels. — En 1860, la malade a fait son premier accouchement. Les couches se sont bien passées. A l'âge de 18 ans, son fils est mort de la fièvre typhoïde.

En 1865, la malade a eu une deuxième grossesse qui s'est également bien terminée. Son second fils est vivant. Jusque-là, elle n'a rien ressenti du côté de l'ombilic. Ce n'est qu'au mois d'octobre 1891, que la malade faisant un effort pour soulever un panier d'huîtres pesant environ 60 livres, éprouve une vive douleur, pour la première fois, dans la région de l'ombilic. Cette dou-

(1) QUÉNU. La cure radicale de la hernie ombilicale. *Gaz. méd.,* n° 51, p. 607, 23 déc. 1893.

leur disparaît un quart d'heure après. Mais, dix jours plus tard, en appuyant le ventre contre son comptoir, la malade ressent de nouveau une vive douleur dans la région de l'ombilic. Elle s'inquiète, elle veut voir, elle se déshabille, elle voit enfin que son nombril s'est déplissé et qu'il porte une bosse. Elle va bientôt consulter un médecin qui ordonne le port d'un bandage. Les choses restent ainsi jusqu'au mois d'août de l'année suivante.

Le 15 août 1892, la malade est prise de maux de cœur et se met à vomir. La hernie qui est devenue volumineuse est, de plus, très douloureuse. Un médecin demandé en toute hâte pratique le taxis et la malade garde le lit pendant quatre jours.

Dans la suite, aucune amélioration dans l'état de la malade qui se décide enfin à aller au dispensaire de Levallois pour prendre une consultation, de là elle est envoyée à l'hôpital Cochin pour se faire opérer.

La malade entre donc, le 6 avril 1893, à l'hôpital Cochin, où elle est couchée au n° 24 de la salle Boyer.

État de la malade. — A l'entrée de la malade on constate que l'ombilic est déplissé et qu'il présente à sa partie inférieure une tumeur de la grosseur d'un œuf de pigeon. Cette tumeur est réductible, mais on ne peut la réduire qu'incomplètement et la réduction est un peu douloureuse. C'est une hernie ombilicale.

Opération. — L'opération a lieu le 10 avril 1893. On pratique la cure radicale de la hernie. Voici comment on opère : en premier lieu, incision médiane, longitudinale, pour aller à la recherche du sac herniaire. Ce sac est ensuite ouvert. On y trouve de l'épiploon sain et ne présentant aucune adhérence avec lui. On est obligé de débrider le sac pour réduire l'épiploon. Puis on dissèque le sac et on le résèque.

On fait ensuite le décollement du péritoine avant de le suturer. Ce décollement s'obtient facilement du côté gauche, mais, du côté droit, il est plus difficile à obtenir, et le péritoine s'étant déchiré plusieurs fois de ce côté, on est obligé de faire un décollement plus grand.

Après avoir achevé cette dissection et réuni les deux lèvres de l'anneau par un premier plan de suture, on dissèque l'aponévrose du grand droit de l'abdomen. Sur cette aponévrose on fait une section circulaire, à une certaine distance de l'anneau. L'incision est dirigée de telle façon que la gaine du grand droit se trouve ouverte du côté droit. On détermine ainsi un anneau aponévrotique dont les deux lèvres, rabattues en avant, sont suturées l'une à l'autre. On obtient enfin un troisième plan de suture avec l'aponévrose prise à distance de l'anneau, et, par-dessus tout cela, l'on suture la couche cellulo-graisseuse et la peau.

L'opération dure une heure cinq minutes.

Suites de l'opération. — Le 11 avril. La malade a vomi douze fois depuis la veille, sa température est normale, son pouls est bon.

Le 12. La malade a encore vomi six fois, le pouls est bon, la température reste normale, la malade paraît en voie de guérison ; le pansement est refait, on enlève deux points de suture.

Le 20. La lèvre droite de la plaie s'est sphacélée, la masse adipeuse, sur l'étendue d'une pièce de cinq centimes, est noire et insensible.

Le 22. On enlève les derniers fils et l'on réséque la masse sphacélée.

Le 4 mai. La partie sphacélée s'étant bien éliminée, on met deux points de suture aux extrémités de la plaie, au milieu de laquelle on place un drain.

La malade quitte enfin l'hôpital le 29 mai, complètement guérie.

Novembre 1894. La malade a été examinée par M. Quénu ; elle est parfaitement guérie : sa paroi est complètement solide.

CONCLUSIONS

Le procédé de cure radicale de la hernie ombilicale de M. Quénu est entièrement nouveau. Il se compose de différents temps ; les premiers, réduction du contenu et résection du sac herniaire, sont peu différents de ceux des chirurgiens contemporains.

La restauration de la paroi abdominale est originale ; elle peut être résumée de la façon suivante :

1° Suture du plan fibro-séreux formé par le péritoine et le feuillet profond de la gaine des droits ;

2° Ouverture, par une incision elliptique, faite tout autour de l'orifice herniaire, à un ou deux centimètres au delà de la ligne médiane, de la gaine des droits.

On forme ainsi quatre lèvres aponévrotiques se regardant deux à deux : deux droites, l'une interne, l'autre externe ; deux gauches, l'une interne, l'autre externe ;

3° Suture en surjet des deux bords internes de la gaine des droits ainsi ouverte ;

4° Décollement du muscle droit de sa gaine, pour amener son bord interne au contact de son congénère ;

5° Suture du muscle à son voisin. Cette suture est rendue possible par la présence constante, établie par nos recherches, d'une intersection tendineuse, à la hauteur de la cicatrice ombilicale ;

6° Suture en surjet des bords externes de la gaine des droits antérieurement excisée.

7° Suture cutanée aux crins de Florence. On a donc par ce procédé, en avant de l'anneau, les plans suivants :

Un fibro-séreux ;

Un aponévrotique ;

Un musculaire ;

Un aponévrotique ;

Un cutané.

L'avantage de cette méthode sur l'omphalectomie est incontestable, puisqu'elle laisse intacte la cavité périto-néale, et qu'il y a toujours danger à ouvrir le ventre, sur-tout lorsqu'il s'agit, comme c'est le cas le plus ordinaire dans les hernies ombilicales, de sujets gras, emphysé-mateux, rendant plus grave une intervention.

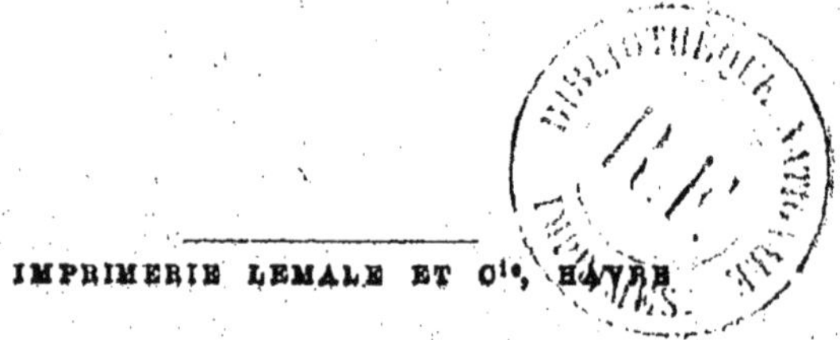

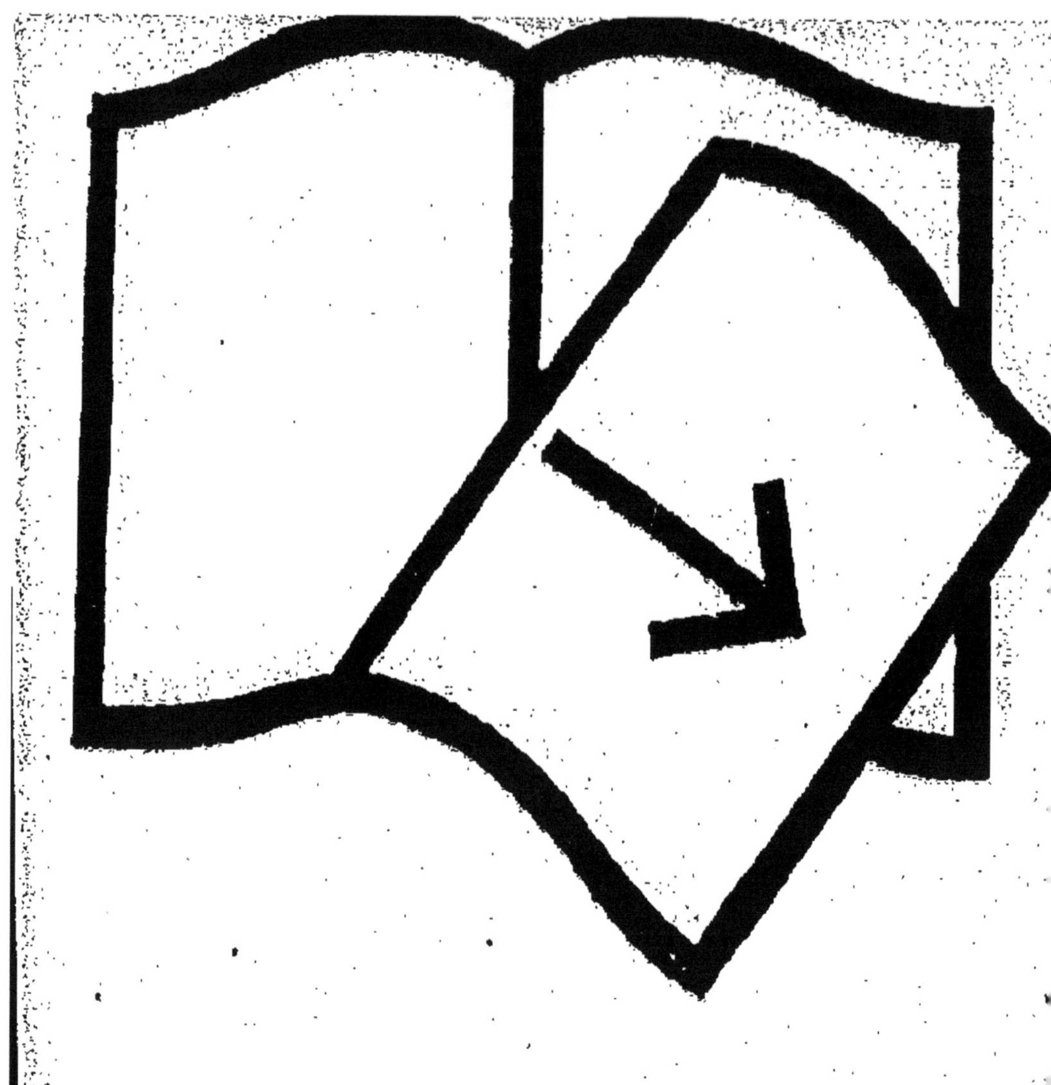

Documents manquants (pages, cahiers...)

NF Z 43-120-13

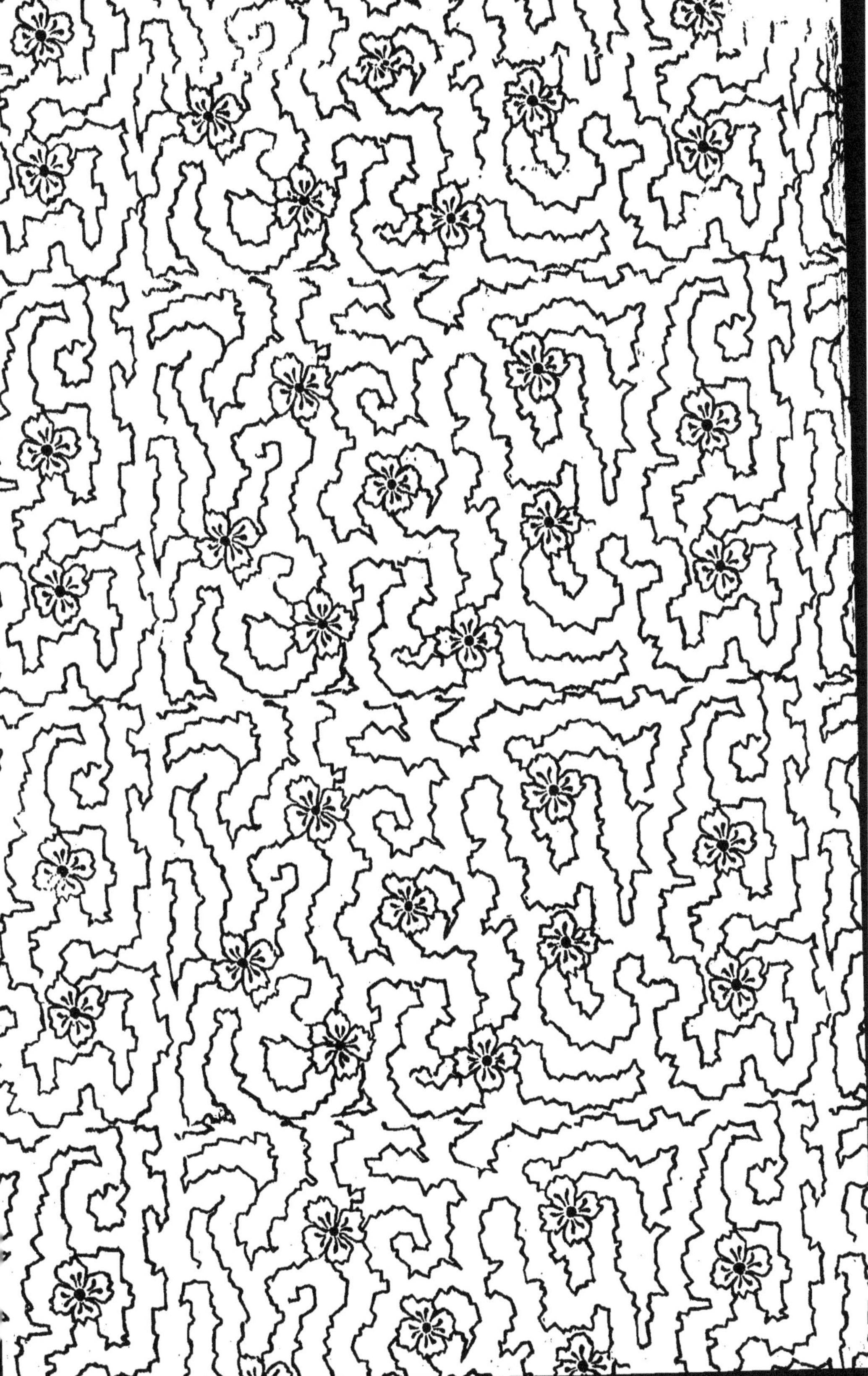

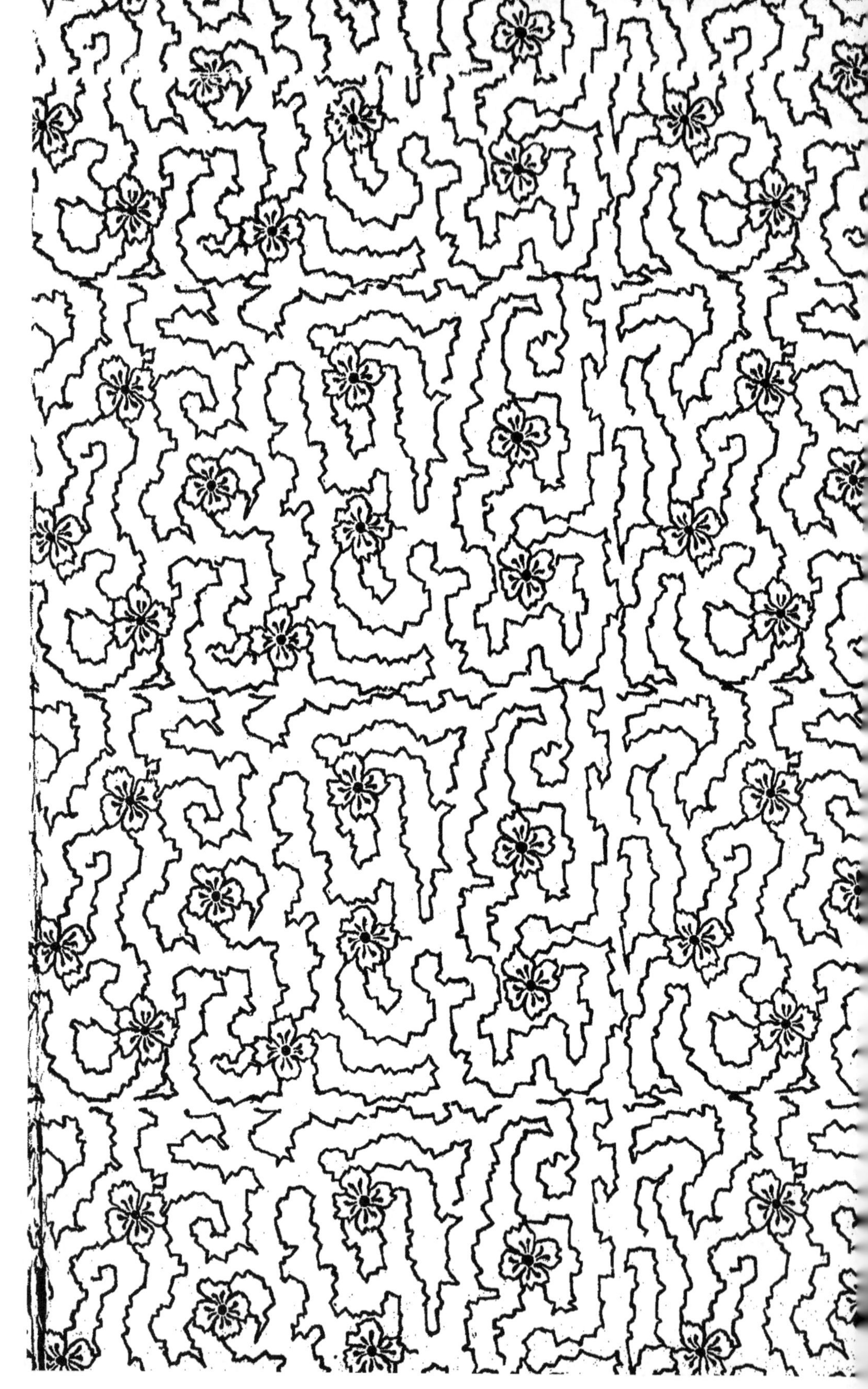

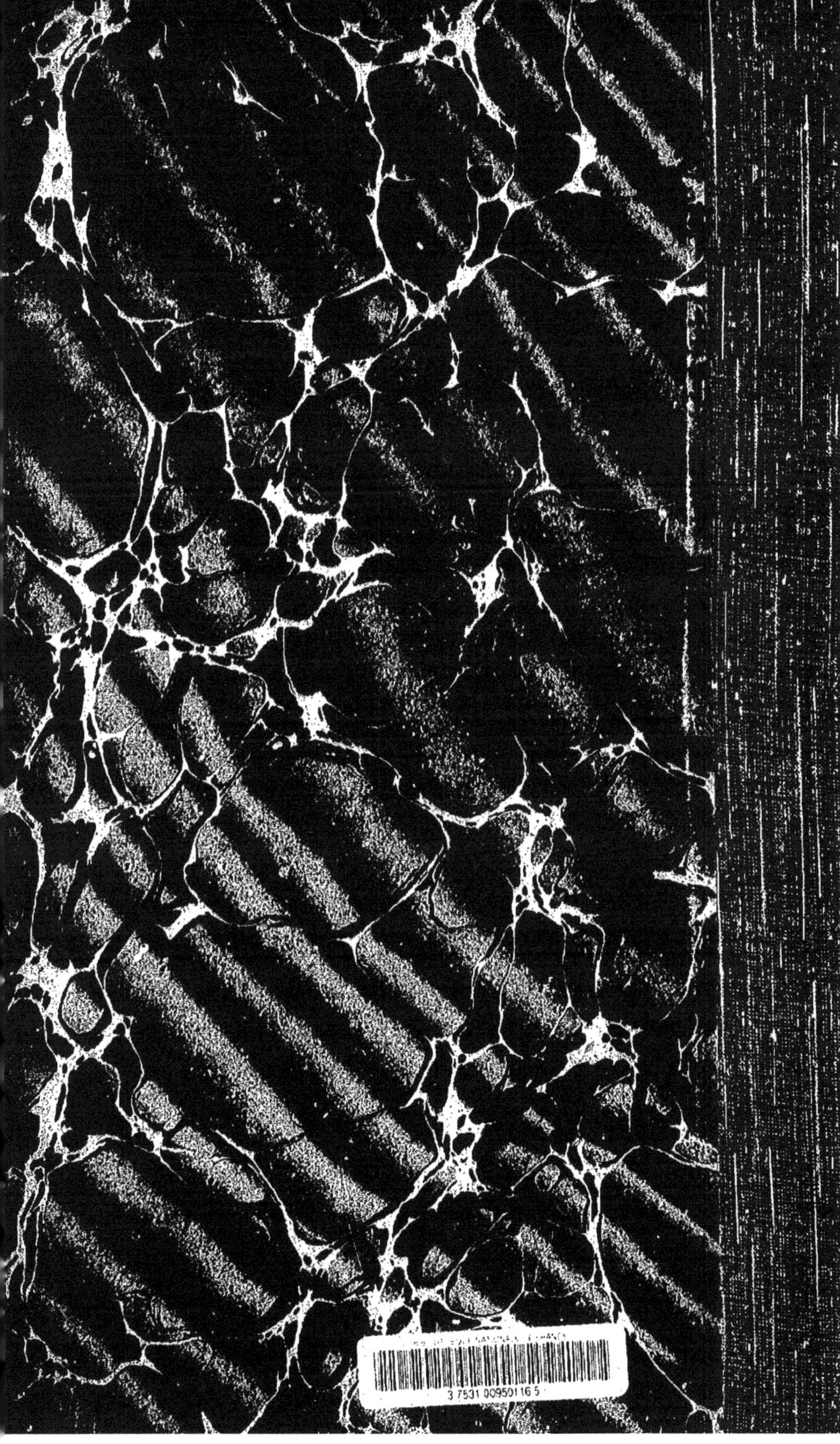
3 7531 009501165